W0253577

In Verbindung mit den Büchern der Ärztlichen Praxis und nach den gleichen Grundsätzen redigiert, erscheint die Monatsschrift

Die Ärztliche Praxis

Unter steter Bedachtnahme auf den in der Praxis stehenden Arzt bietet sie aus zuverlässigen Quellen sicheres Wissen und berichtet in kurzer und klarer Darstellung über alle Fortschritte, die für die ärztliche Praxis von unmittelbarer Bedeutung sind.

Der Inhalt des Blattes gliedert sich in folgende Gruppen:

Originalbeiträge: Diagnostik und Therapie eines bestimmten Krankheitsbildes werden durch erfahrene Fachärzte nach dem neuesten Stand des Wissens zusammenfassend dargestellt.

Fortbildungskurse: Die internationalen Fortbildungskurse der Wiener medizinischen Fakultät teils in Artikeln, teils in Eigenberichten der Vortragenden. Das Gesamtgebiet der Medizin gelangt im Turnus zur Darstellung.

Seminarabende: Dieser Teil gibt die Aussprache angesehener Spezialisten mit einem Auditorium von praktischen Ärzten wieder.

Neuere Untersuchungsmethoden: Die Rubrik macht mit den neueren, für die Praxis geeigneten Untersuchungsmethoden vertraut.

Aus neuen Büchern: Interessante und in sich abgeschlossene Abschnitte aus der neuesten medizinischen Literatur.

Zeitschriftenschau: Klar gefaßte Referate sorgen dafür, daß dem Leser nichts für die Praxis Belangreiches aus der medizinischen Fachpresse entgeht.

Der Fragedienst vermittelt jedem Abonnenten in schwierigen Fällen, kostenfrei und vertraulich, den Rat erfahrener Spezialärzte auf brieflichem Wege. Eine Auswahl der Fragen wird ohne Nennung des Einsenders veröffentlicht.

Die Ärztliche Praxis kostet **im Halbjahr zurzeit Reichsmark 3,60** zuzüglich der Versandgebühren.

Alle Ärzte, welche die Zeitschrift noch nicht näher kennen, werden eingeladen, Ansichtshefte zu verlangen.

Innerhalb Österreich wird die Zeitschrift nur in Verbindung mit den amtlichen „Mitteilungen des Volksgesundheitsamtes“ ausgegeben.

DER SCHNUPFEN
SEINE KOMPLIKATIONEN UND SEINE BEHANDLUNG

VON

PROFESSOR DR. EMIL GLAS
WIEN

Mit 8 Textabbildungen

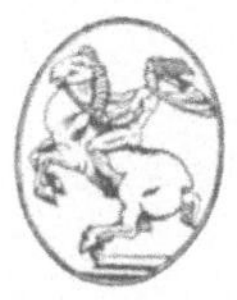

WIEN UND BERLIN
VERLAG VON JULIUS SPRINGER
1931

ISBN-13: 978-3-7091-5233-1 e-ISBN-13: 978-3-7091-5381-9
DOI: 10.1007/ 978-3-7091-5381-9

Vorwort.

Dieses Büchlein ist für den praktischen Arzt geschrieben, der in der Nasenhöhle ebenso Bescheid wissen soll, wie in den übrigen Organen des menschlichen Körpers. Da es aber nicht unbedingt nötig ist, daß ihm beispielsweise das Siebbeinlabyrinth in seinem komplizierten Aufbau genau bekannt ist, ist diese Schrift nur insoweit mit spezialärztlichen Terminis und topographisch anatomischen Momenten belastet, als diese für das Verständnis der verschiedenen Schnupfenformen von besonderem Belange sind. Der innige Zusammenhang zwischen Nase und Allgemeinerkrankung, die Bedeutung der Nase als Eintrittspforte für die verschiedenen Infektionskrankheiten, das wichtige Kapitel der rhinogenen Kopfschmerzen, die Nase als Sitz allergischer Erkrankungen und schließlich die Bedeutung der genauen rhinologischen Untersuchung bei den verschiedenen, unter dem Bilde eines „Stockschnupfens" verlaufenden Erkrankungen finden hiebei ihrer Wichtigkeit wegen besondere Besprechung. Quoad therapiam erscheinen besonders zwei für das medizinische Handeln wichtige Leitsätze außerordentlich berücksichtigungswert, das sind das „Primum non nocere" und das „Principiis obsta!", dessen Befolgung dem Praktiker gewiß manche unangenehme Enttäuschung ersparen wird.

W i e n, im Herbste 1930.

Professor Dr. **Emil Glas**

Inhaltsverzeichnis.

Einleitung.

Anatomische Bemerkungen.

Der Schnupfen ist die katarrhalische Entzündung der Schleimhaut der Nase, welche entweder als Krankheit sui generis auftritt oder als Begleiterscheinung von verschiedenen Infektionskrankheiten, wie zum Beispiel von Masern, Scharlach, Grippe, Influenza, Diphtherie. Diese katarrhalische Entzündung kann durch die verschiedensten Reize hervorgerufen werden; so können mechanische, chemische, thermische Einflüsse zur Schwellung der Nasenschleimhäute führen und zu Schnupfen Veranlassung geben, wie anderseits bei den akuten Infektionskrankheiten die verschiedensten Bakterien (Streptokokken, Staphylokokken, Pneumokokken, Pneumoniebazillen, Influenzabazillen) zur Entzündung der Nasenschleimhäute führen können. Ehe wir über die Symptomatologie der akuten Schleimhautentzündung sprechen, seien einige anatomische Vorbemerkungen zum besseren Verständnis eingeflochten.

Die Nase ist durch eine in der Medianlinie verlaufende, aus Knorpel und Knochen bestehende Scheidewand in zwei Hälften geschieden. Die Scheidewand besteht in ihrem vorderen Bereiche aus der Cartilago quadrangularis, während der hintere Abschnitt des Septums aus der Lamina perpendicularis des Siebbeins und dem von unten nach hinten aufsteigenden Vomer gebildet ist (Abbildung 1). Die seitliche Nasenwand zeigt übereinander gelegene Knochenvorsprünge, deren unterer ein Knochen für sich ist, nämlich die untere Nasenmuschel, während die beiden oberen, die mittlere und die obere Nasenmuschel, Teile des Siebbeines darstellen. Zwischen der mittleren Nasenmuschel und der sehr dünnen, die Orbita medial begrenzenden Knochenplatte des Siebbeins, welche als Lamina papyracea bezeichnet wird, finden sich eine Anzahl dem Siebbein angehöriger Zellen, welche mit Rücksicht auf ihre Anordnung Siebbeinlabyrinth genannt werden. Die Nasenmuscheln sind von Schleimhaut überzogen, welche Schleimdrüschen, Gefäße und Nerven enthält; der hintere Teil der unteren Nasenmuschel zeigt, was von besonderer Wichtigkeit ist, kavernöses Gewebe. Die Endausbreitungen des Riechnerven finden sich im Gebiete der Schleimhaut der mittleren Nasenmuschel und der Nasenscheidewand. Die Haupthöhle der Nase steht mit den pneumatischen Räumen in Verbindung, indem sich die Schleim-

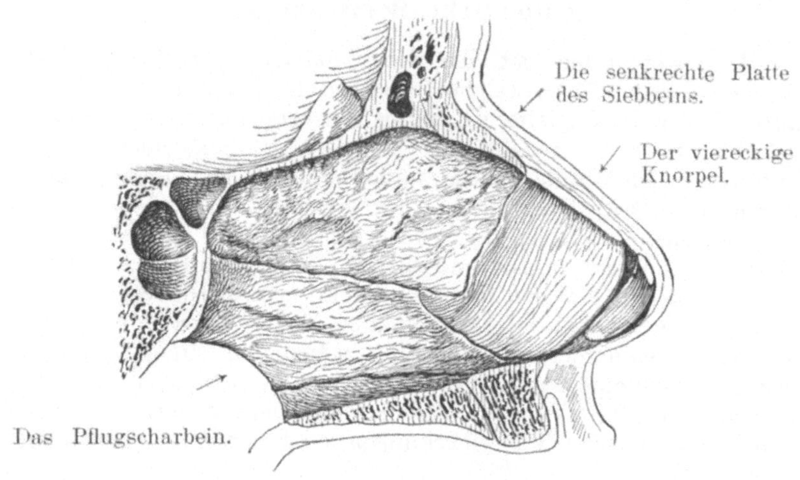

Abbildung 1. Die Nasenscheidewand.

haut von hier in die Nebenhöhlen fortsetzt, wodurch eine direkte Verbindung zwischen der Nasenhaupthöhle und den Nebenhöhlen, id est der Kieferhöhle, der Stirnhöhle, dem Siebbeinlabyrinth und der Keilbeinhöhle zustande kommt. Durch diese anatomische Beziehung erklärt sich die Fortsetzung der Entzündung der Nasenschleimhäute auf die Schleimhaut der Nebenhöhlen, was eine besondere Komplikation des akuten oder des chronischen Schnupfens darstellt. Die hintere Öffnung der Nase, die sogenannte Choane (Abbildung 2), stellt die Verbindung zwischen Nasenhöhle und dem obersten Teil des Nasenrachens, dem Epipharynx, dar, und eine katarrhalische Entzündung der Schleimhaut der Nase

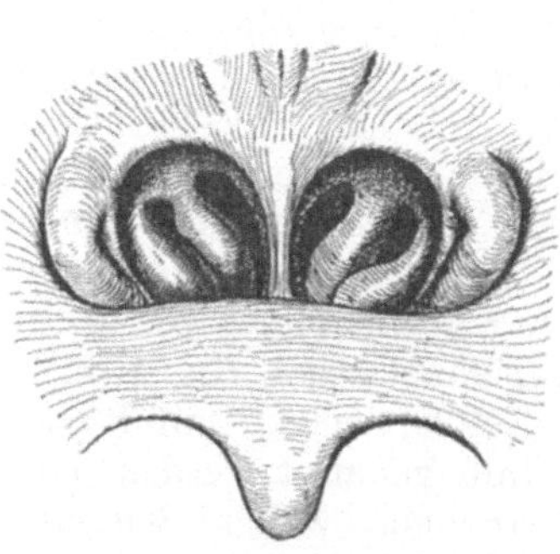

Abbildung 2. Das Bild der Choanen bei der Rhinoskopia posterior mit den hinteren Enden der Nasenmuscheln.

kann sich durch die Choanen auf die Schleimhaut des Epipharynx oder durch das Ostium pharyngeum tubae, die innere Mündung der Ohrtrompete, auf das Ohr fortsetzen. Schließlich sei noch betont, daß die vorderste Schleimhautpartie der Nasenscheidewand, der sogenannte Locus Kiesselbach, erweiterte Blutgefäße zeigen kann, welche bei gewissen Formen der akuten Entzündung der Schleimhaut, besonders auf Toxinwirkung hin, leicht zerreißen und zu vorderer Nasenblutung bei infektiösem Schnupfen Veranlassung geben können.

Untersuchung der Nase (Rhinoskopie).

Der praktische Arzt kann die Untersuchung der Nase in verschiedener Weise vornehmen. So genügt für manche Fälle zumal bei Säuglingen und kleinen Kindern manchmal nur das Heben der Nasenspitze, um den vorderen Bereich der Nasenhöhle zu überblicken. In Parenthese sei bemerkt, daß wir auf diese Weise eine lokale Diphtherie der Nase, welche mit Membranbildung am Nasenboden und an der seitlichen Nasenwand, sowie Nasenbluten einhergeht, leicht durch Konstatierung dieser Beläge bei dieser primitiven Untersuchung diagnostizieren können.

Die weitere Untersuchung der Nase besteht aus der vorderen und hinteren Untersuchung, id est der Rhinoskopia anterior und posterior. Bei der Rhinoskopia anterior wird mit Hilfe irgend eines den Nasenflügel von der Nasenscheidewand abhaltenden „Spekulums" die Besichtigung der Nasenhöhle durchgeführt, wobei auf Schwellung der Schleimhaut, Beläge, polypöse Entartung der Schleimhaut, Lagerung des Eiters und sonstige Momente Rücksicht zu nehmen ist. Die Rhinoskopia posterior wird so vorgenommen, daß nach Niederdrücken der Zunge

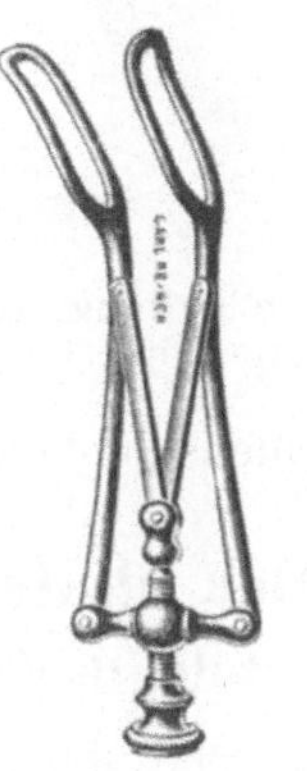

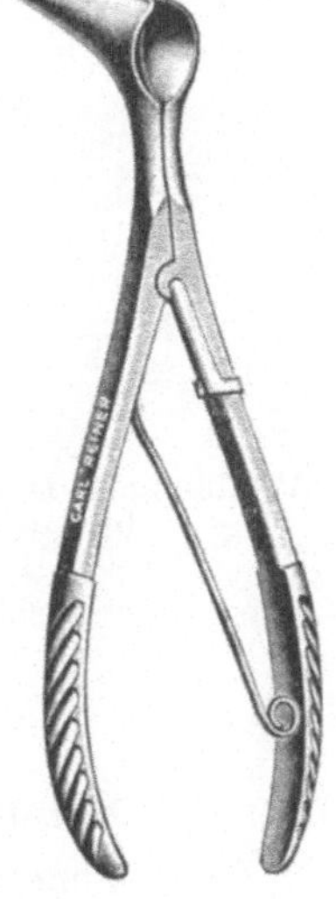

Abbildung 3. Specula für die Rhinoskopia anterior (vordere Nasenspiegel)

ein Spiegelchen im Bereiche des Mesopharynx hinter das Zäpfchen eingeführt wird, um auf diese Weise die hintere Nasenöffnung, das Rachendach, das Ostium pharyngeum tubae und das Septum zu besichtigen. Während die Rhinoskopia anterior in allen Fällen gelingt, scheitert die hintere Untersuchung der Nase in manchen Fällen an der besonderen Reizbarkeit der Schleimhaut, an der Enge des Epipharynx, an vorspringenden Wirbelpartien, an allzu starker Schleimbildung und an anderen Hindernissen, weshalb in solchen Fällen eine gründliche Abkokainisierung des Rachens notwendig wird.

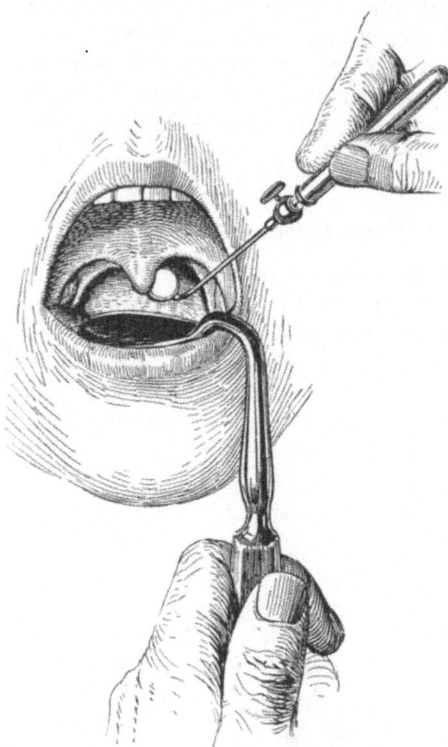

Abbildung 4. Die Spiegelhaltung bei der hinteren Rhinoskopie.

Zu diesen Untersuchungen gesellen sich als ergänzend insbesondere zur Ermittlung der Komplikationen des Schnupfens die röntgenologische Untersuchung der Nebenhöhlen, die (von mir angegebene) Stimmgabeluntersuchung bei Nebenhöhlenaffektionen, sowie schließlich die derzeit mitunter noch geübte Durchleuchtung (Transillumination) der Nebenhöhlen im Dunkelraume.

Der akute Schnupfen.

Symptomatologie des akuten Schnupfens.

Der Schnupfen zeigt die Symptome einer jeden katarrhalischen Entzündung in Form von „Tumor, Rubor und Calor“ der alten Medizin. Das hervorstechendste Symptom ist die Schwellung der Nasenschleimhaut in ihrem ganzen Bereiche, vorzugsweise aber im Gebiete der unteren Nasenmuschel, wodurch das Spatium zwischen Nasenscheidewand und 'seitlicher Nasenwand wesentlich eingeengt, mitunter sogar vollkommen aufgehoben ist, so daß der vom Schnupfen Befallene über Luftmangel in der Nase klagt und genötigt ist, mit offenem Munde zu atmen. In einem solchen Falle ergibt die Rhinoskopie starke Schwellung der Schleimhaut im Muschelbereiche, Verstrichensein des Zwischenraumes zwischen Nasenscheidewand und seitlicher Nasenwand, sowie Ansammlung von serösem, schleimigem oder schleimig-eitrigem Sekret in den Nasengängen. Die Rhinoskopia posterior zeigt in einer Anzahl von Fällen starke Schwellung der hinteren Enden der verschiedenen Muscheln, besonders der unteren Nasenmuscheln, und Schleim- oder Eiterbildung im choanalen Bereiche. Nun kann diese Infektion eine Erkrankung sui generis der Nase darstellen oder als Teilerscheinung einer allgemeinen akuten Infektionskrankheit mit in Erscheinung treten.

Stellt der akute Schnupfen an sich weniger eine Erkrankung als viel mehr eine Belästigung des Patienten dar, so wird er durch seine Komplikationen zur Erkrankung, besonders dadurch, daß der entzündliche Prozeß von der Schleimhaut der Nase auf die Schleimhaut der verschiedenen pneumatischen Höhlen übergreift, wo er mehr oder weniger schwere Erkrankungen hervorrufen kann.

Die am häufigsten befallene Nebenhöhle ist die Kieferhöhle, weshalb die Symptomatologie der akuten Kieferhöhlenentzündung oder Kieferhöhleneiterung (Abbildung 5) im nachfolgenden zunächst besprochen sei. Wir hören häufig von den Patienten die Angabe, daß sie im Anschlusse an einen durch einige Tage oder 1—2 Wochen währenden Schnupfen stärkere Kopfschmerzen oder Zahnschmerzen im Bereiche der betroffenen Nase verspüren, wobei sie gleichzeitig angeben, daß das Nasensekret eitrig sei. Diese Angabe des Patienten weist darauf hin, daß dieser akute Schnupfen zu einer komplizierenden Kieferhöhlenentzündung oder Kieferhöhleneiterung geführt haben kann. Die objektiven Symptome dieser Kieferhöhlenentzündung bestehen in Schmerzhaftigkeit der vorderen Kieferhöhlenwand (Fossa canina), in Schwellung des vorderen Endes der mittleren Nasenmuschel, welche durch den aus der Kieferhöhle ausfließenden Eiter konstant gereizt erscheint, sowie schließlich in dem Nachweise von Eiter im Bereiche des mittleren Nasenganges, wo die natürliche Öffnung der Kieferhöhle zu finden ist. Aber nicht nur eine Kieferhöhleneiterung kann derartige Beschwerden hervorrufen, sondern auch eine katarrhalisch-seröse Entzündung der Schleimhaut der Kieferhöhle, welche zur Schwellung der Schleimhaut der Kieferhöhlenöffnung führt, wodurch die Abflußbedingungen ungünstiger gestaltet werden und ähnliche Erscheinungen wie bei Kieferhöhleneiterung zu Tage treten. Führt man in einem solchen Falle einseitiger Nebenhöhlenentzündung oder Nebenhöhleneiterung eine röntgenologische Untersuchung durch, so wird man im Röntgenbilde gewöhnlich eine stärkere Verdunklung der betroffenen Nebenhöhle wahrnehmen. Doch sei be-

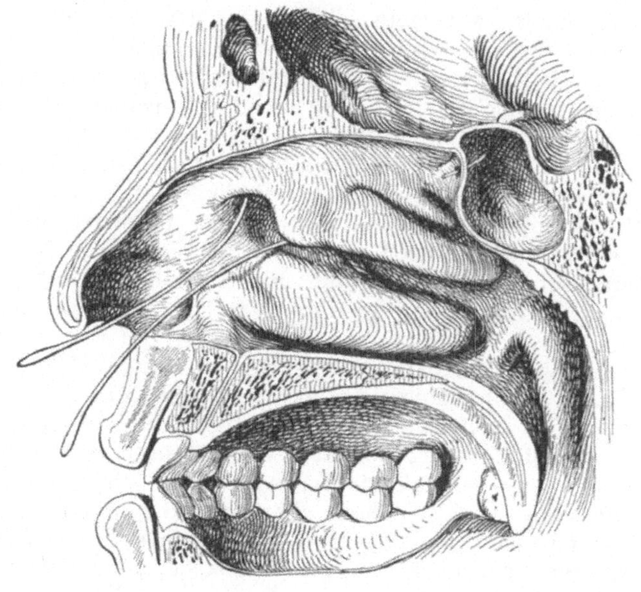

Abbildung 5. Seitliche Nasenwand mit den drei Naschenmuscheln. Die Sonden führen in die Stirnhöhle, in die Kieferhöhle und in die Keilbeinhöhle.

merkt, daß die röntgenologische Untersuchung für eine Anzahl von Fällen nicht absolut beweisend ist, da eine leichte Knochenasymmetrie oder eine Verdickung im Gebiete der Fossa canina oder der medialen Nasenwand gleichfalls stärkere Verschattung dieser Partien ergeben kann.

Absolut sicher wird die Diagnose einer Kieferhöhleneiterung

nur durch die Ausspülung der Kieferhöhle, welche in doppelter Weise vorgenommen werden kann: Erstens durch Auspülung der Kieferhöhle vom natürlichen oder accessorischen Ostium aus, im Bereiche des mittleren Nasenganges, mittels kleiner, entsprechend gekrümmter Röhrchen (Abbildung 5) oder zweitens durch die vom unteren Nasengange mit Hilfe einer dünnen Nadel ausgeführte sogenannte Probepunktion, wobei die laterale Nasenwand, id est die mediale Kieferhöhlenwand perforiert wird und die Durchspülung von hier aus auf dem Wege der Ostien erfolgt. Bei starker Schwellung der Schleimhaut im mittleren Nasengange ist die eben angeführte Probepunktion unbedingt der Ausspülung vom mittleren Nasengange aus vorzuziehen, da die ödematöse Verschwellung der Schleimhaut im Ostienbereiche die Einführung des Röhrchens schwierig gestaltet und diese nicht selten für den Patienten ziemlich schmerzhaft ist. Dagegen läßt sich die laterale Nasenwand unter der unteren Nasenmuschel sehr gut mittels 20%iger Kokainlösung so anästhesieren, daß das Durchstechen des Knochens in diesem Gebiete absolut schmerzlos vor sich geht. Ein weiterer Vorteil der Ausspülung der Kieferhöhle mittels Punktion ist der, daß durch die Punktionsnadel eine Öffnung angelegt wird, durch welche das Wasser eingespritzt wird, das auf dem Wege durch das Ostium maxillare wieder abfließt. Wiederholt kann man sich überzeugen, daß Kieferspülungen, welche vom mittleren Nasengange gemacht worden waren, ein negatives Ergebnis haben, während die angeschlossene Probepunktion vom unteren Nasengange positiven Befund zeitigt. Diese Probepunktion ist bei akutem Empyem oder bei akuten katarrhalischen Entzündungen gleichzeitig ein wichtiger therapeutischer Behelf und in manchen Fällen genügt eine einmalige Ausspülung der Kieferhöhle zur Ausheilung.

Die Durchleuchtung der Kieferhöhle mittels Transillumination besteht darin, daß im Dunkelraume ein elektrisches Lämpchen in die Mundhöhle zwischen die Zähne eingeführt wird und nun die beiderseitigen Schatten der Kieferhöhle miteinander verglichen werden. Bei einer starken Eiterung einer Kieferhöhle wird die Schattendifferenz stark sein, doch werden die bei leichteren katarrhalischen Prozessen zur Beobachtung kommenden Bilder nicht absolut eindeutig sein.

Schließlich sei noch der für die Nebenhöhlenentzündungen und Nebenhöhleneiterungen wichtige Stimmgabelversuch angeführt. Nach dem physikalischen Grundsatze, daß feste und flüssige Körper den Schall besser fortpflanzen als die Luft, weil sie größere Elastizitätskraft besitzen als diese, mußte theoretisch die Perzeption einer in der Medianlinie des Schädels aufgesetzten Stimmgabel nach derjenigen Seite besser erfolgen, wo mit Flüssigkeit oder chronischen Entzündungsprodukten gefüllte Räume vorhanden sind. Diese Lateralisierung der in der Medianlinie sitzenden Stimmgabel nach der Seite der infizierten Nebenhöhlen findet sich in einem Großteile der beobachteten Fälle und infolgedessen ist dieser Versuch besonders dem Praktiker zur Differentialdiagnose zwischen Entzündung der Nebenhöhle oder im Anschluß an eine akute Nasenaffektion auftretende Neuralgie zu empfehlen. Mittels dieses Experimentes kann er unterscheiden, ob einseitige, zum Beispiel nach Influenza auftretende Schmerzen im Nebenhöhlenbereiche nervöser Natur sind oder Symptome eines sekundären Empyems. Der mit Neuralgie Behaftete hört die über der Nasenwurzel in der Mittellinie aufgesetzte Stimmgabel im ganzen Kopfe gleich, während der wegen Nebenhöhleneiterung nach Grippe leidende Kranke die Perzeption nach der Seite der erkrankten Nebenhöhle lateralisiert. Aber auch für den Rhinologen selbst kann dieser Versuch von Wichtigkeit sein, erstens in Fällen latenten Empyems, in welchen sonst keinerlei Symptome in der Nase und im mittleren Nasengange für das Bestehen einer Nebenhöhlenentzündung sprechen, zweitens in jenen Fällen, in welchen eine starke Verkrümmung der Nasenscheidewand oder andere anatomische Besonderheiten den Einblick in das Gebiet der Eiterherde erschweren oder unmöglich machen, drittens in prognostischer Hinsicht, indem das Besserwerden eines Prozesses durch die schwächere Lateralisierung der Stimmgabel erkannt wird. Dieser Stimmgabelversuch gilt nicht nur für Erkrankungen der Kieferhöhle, sondern auch für die Affektion der übrigen Nebenhöhlen, hat aber nur bei absoluter Intaktheit des Gehörorganes diagnostischen Wert.

So wie die Kieferhöhle im Anschlusse an einen akuten Schnupfen erkranken kann, kann sich der in der Nase befindliche Entzündungsprozeß auch auf die Schleimhaut der übrigen Nebenhöhlen, d. h. des Siebbeinlabyrinthes, der Stirnhöhle und der Keilbeinhöhle fortpflanzen. Während wir in einer Anzahl von Fällen isolierte Eiterungen einer Nebenhöhle, wie z. B. der Kieferhöhle beobachten, können auch mehrere Nebenhöhlen gleichzeitig affiziert werden, d. h. es tritt im Verlaufe eines akuten Schnupfens ein kombiniertes Empyem der Nebenhöhlen auf. So ist die enge Nachbarschaft zwischen Stirnhöhle und vorderen Siebbeinzellen nicht selten Ursache der Eiterung dieser Partien, sowie hintere Siebbeinzellen und Keilbeinhöhle gleichzeitig erkranken können, wenn der Eiterungsprozeß der Nasenschleimhaut auf dieses Gebiet fortschreitet.

Die Symptomatologie der Stirnhöhleneiterung ist ähnlich der der Kieferhöhlenentzündung und weist folgende Momente auf: Starke Schmerzhaftigkeit, manchmal Schwellung im Gebiete der vorderen Stirnhöhlenwand; in besonders akuten foudroyanten Fällen, welche mit hohem Fieber einhergehen (Fälle, die im übrigen vom Genius epidemicus der Influenzaepidemie abhängig sind), kommt es zu einer besonders starken Vorwölbung im Gebiete der vorderen Stirnhöhlenwand, zur Mitbeteiligung des Auges, zur Schwellung des oberen Augenlides, zur Protrusio bulbi, zur Chemosis und zu sonstigen besonders gefährlichen Symptomen. Bei der Nasenuntersuchung findet sich eine sehr starke Schwellung im Gebiete des vorderen Endes der mittleren Nasenmuschel, manchmal polypös-ödematöser Form, man sieht Eiter aus dem Bereiche der Stirnhöhle, dem Wege des Ductus nasofrontalis folgend, in den mittleren Nasengang herabfließen, die Schleimhaut der lateralen Nasenwand erscheint manchmal gleichfalls sehr geschwollen und nach entsprechender Abkokainisierung in diesem Gebiete und Wegwischen des Eiters sieht man nach wenigen Minuten auch neues Sekret nachfließen, auf welches Symptom bereits Hajek hingewiesen hat: der Nachweis, daß dieser Eiter nicht von der Schleimhaut der Nase sezerniert wird, sondern aus einem Reservoir, nämlich der entsprechenden Nebenhöhle stammt. Eines der prominentesten subjektiven Symptome von Stirnhöhlen- oder Siebbeinzellenentzündung sind aber die streng lokalisierten Kopfschmerzen im Bereiche der vorderen Stirnhöhlenwand, sowie die besondere Empfindlichkeit bei Berührung dieser Fläche.

Hier ist der Ort, mit einigen Worten auf die im Gefolge von Nasenerkrankungen auftretenden Kopfschmerzen einzugehen. Ihre Ätiologie ist eine verschiedene: Es gibt Reflexkopfschmerzen mehrfacher Art, die auch beim Schnupfen und seinen Komplikationen zu finden sind. Nach der alten Fließschen Theorie kann der Kopfschmerz reflektorisch von verschiedenen Punkten der Nasenschleimhaut ausgelöst werden, so insbesonders vom vorderen Ende der mittleren Nasenmuschel und von derjenigen Partie der Schleimhaut der Nasenscheidewand, welche dieser Muschel gegenüberliegt (Tuberculum septi). In solchen Fällen genügt eine geringe Anschwellung der Schleimhaut des vorderen Endes der mittleren Nasenmuschel, um dem Septum anzuliegen und reflektorische Kopfschmerzen auszulösen. Solche Schmerzen können durch Abkokainisierung der betreffenden Schleimhautpartie leicht kupiert werden und es sind genügend Fälle bekannt, bei denen die prämenstruell und während der Menstruation auftretenden starken neuralgiformen Schmerzen durch entsprechende Schleimhautbehandlung (Kokainisierung und sekundäre Ätzung) zum Schwinden gebracht wurden. Andere Kopfschmerzen bei Schnupfen und Grippeerkrankungen werden aus der Toxinwirkung des Infektionserregers erklärt, sind also toxischen Ursprunges. Was endlich noch die Nebenhöhlenkopfschmerzen anlangt, so können sie durch ödematöse Schwellungen der Schleimhäute im Bereiche der Ostien zustandekommen, wobei es infolge Abflußbehinderung zur Stauung des Sekretes und zur Steigerung des Druckes auf die Nebenhöhlenschleimhaut kommt. Aber auch eine katarrhalisch ödematöse Durchtränkung der Schleimhäute und der Nervenendigungen kann zu Kopfschmerzen Veranlassung geben, welche durch energische Schwitzkuren beseitigt werden können. Schließlich sei noch darauf hingewiesen, daß die bei Nebenhöhlenentzündungen zu findenden Kopfschmerzen nicht selten attakenweise auftreten, und zwar des Morgens etwa um 10 Uhr beginnen und nachmittags gegen drei Uhr aufhören. Von den verschiedenen Erklärungen für das merkwürdige Verhalten dieser Schmerzen erscheint die Deutung die richtigste, welche die Lageänderung des Ausführungsganges als die Ursache der Attacke angibt: Des Morgens drängt der in der Stirnhöhle während der Nacht zur Ansammlung gekommene Eiter gegen das Ostium, es kommt zur Stauung, welche erst allmählich behoben wird. Mit dem normalen Abfließen des Sekretes aus der Stirnhöhle hören die Beschwerden auf. Was die Lokalisation der Schmerzen betrifft, so spricht sie zwar manchmal für gewisse Nebenhöhlenaffektionen, indem der Schmerz über der Augenbraue auf die Stirnhöhle hindeutet, Schmerzen im Gebiete der Fossa canina eine Kieferhöhleneiterung wahrscheinlich machen, doch sei nicht vergessen, daß sich in anderen Fällen ein Lokalisationsschluß als irrig erweist, da starke Hinterhauptschmerzen auch bei Stirnhöhlenentzündungen gefunden werden können oder starke Schmerzen ums Auge herum bei Eiterung der Nebenhöhlen der hinteren Serie (Siebbein II, Keilbeinhöhle) zur Beobachtung kommen. Noch wäre zu betonen, daß manchmal bei akuter Mitbeteiligung der

Stirnhöhle und des Siebbeines in Grippefällen die Schmerzen ganz besonders vehement sind und sich solche starke Attacken im Laufe mehrerer Tage oft wiederholen, um zumeist nach radikaler Schwitzkur und gründlicher Lokalbehandlung völlig zu verschwinden. In solchen Fällen schmerzt der ganze Bereich der oberen Nase, das Orbitalgebiet bis weit nach hinten, wobei dumpfe Schmerzempfindung mit intensivem Toben und Klopfen abwechseln. Hiebei ist die Druckschmerzhaftigkeit im ganzen Kopfe stark gesteigert. Zum Unterschied wird bei Supraorbitalneuralgien, welche sich ja gleichfalls im Verlaufe einer Influenza

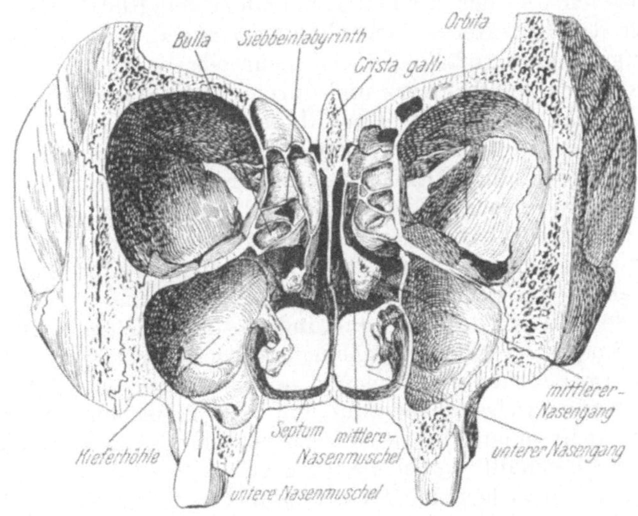

Abbildung 6.

einstellen können, nur jene Knochenstelle besonders schmerzhaft sein, welche dem Verlaufe des Nervus supraorbitalis entspricht. Eine sichere Diagnose im akuten, im Anschlusse an einen Schnupfen auftretenden Stadium einer Nebenhöhlenentzündung zur genauen Präzisierung der betroffenen Nebenhöhle ist in vielen Fällen schwer, doch genügt es, sowohl diagnostisch als auch therapeutisch die Serien der Nebenhöhlen, welche von der Eiterung betroffen sind, des Genaueren festzustellen, da die einzusetzenden konversativen Maßnahmen bei eng benachbarten Nebenhöhlen die gleichen sind.

Besonders stark auftretende eitrige Entzündung im Gebiete des Siebbeins kann mitunter, wie wir solche Fälle wiederholt bei an Scharlachethmoiditis erkrankten Kindern zu beobachten Gelegenheit haben, nicht nur nasalwärts sondern auch lateral zu schweren Symptomen führen und durch Durchbruch der dünnen Papierplatte des Siebbeines, welche die Grenze gegen die Augenhöhle darstellt, zur Mitbeteiligung der Augenhöhle, Eiterung der Orbita, Phlegmone im Augenbereiche, Fistelbildung im oberen oder unteren Augenlide und ähnlichen schweren Konsequenzen führen. Demgegenüber sei bemerkt, daß die Affektion der hinteren Siebbeinzellen und der Keilbeinhöhle mit Rücksicht auf die Kleinheit der betroffenen Nebenhöhlen zumeist nur geringe Erscheinungen hervorruft und durch mehr oder weniger im Hinterhaupte sitzende Kopfschmerz und durch Eiterbildung im Choanalbereich charakterisiert ist. Der Rhinologe konstatiert in diesen Fällen lokalisierten hinteren Empyems zumeist eine Schwellung im Gebiete des hinteren Endes der mittleren Nasenmuschel, sowie Eiteransammlung oder Eiterstreifenbildung in der sogenannten Fissura olfactoria, d. i. dem zwischen dem hinteren Ende der mittleren Nasenmuschel und der Nasenscheidenwand gelegenen Spalt. Gelingt die Rhinoskopia posterior, so nimmt man das entsprechende Bild von hinten wahr, indem starke Schwellungen der hinteren Enden der Nasenmuscheln, besonders der mittleren Nasenmuschel zur Beobachtung kommen und schleimig oder schleimigeitrige Streifen zwischen Septum und Nasenmuscheln konstatierbar sind. Nicht selten kommt es auch zur starken Schwellung der septalen Schleimhaut, wobei die auch bei normalen Nasen zu findenden symmetrischen hinteren Septumschwellungen durch besondere Größe auffallen.

Der akute Schnupfen bei Infektionskrankheiten.

Die Nase funktioniert als Ansiedlungsstätte der verschiedensten Bakterien; so werden häufig hämolytische Streptokokken, Influenzabazillen, Diphtheriebazillen, Pneumokokken und Pneumoniebazillen, Meningokokken und andere rein saprophytären Charakter habende Bakterien im Sekret der Nasenschleimhaut vorgefunden. Zum Zustandekommen einer spezifischen Erkrankung bedarf es aber einer Anzahl von Komponenten, welche alle zusammen wirken müssen, um die entsprechende Infektion zu geben. Die Virulenz der einzelnen Bakterien, der günstige Nährboden (d. h. die entsprechend beschaffene Schleimhaut, welche das Virus aufzunehmen bereit ist), sowie schließlich die Disposition des Gesamtorganismus mit den fehlenden Antikörpern und Schutzstoffen, alle diese Momente zusammen erzeugen das Krankheitsbild, wenngleich auch die einzelnen Faktoren in Bezug auf ihre Form recht wesentlich variieren können. So wird zwar die Umwandlung saprophytärer Bakterien in virulente betont, aber es können auch saprophytäre Bakterien virulent sein, ohne virulent zu wirken. Ebenso können Antikörper vorhanden sein, ohne vor Infektion zu schützen, und umgekehrt gibt es Bazillenträger ohne Erkrankung, wiewohl es ihnen an Schutzstoffen fehlt. Endlich können Epitheldefekte oder Traumen gefunden werden, ohne daß eine Infektion zustande kommt, während anderseits Infekte zustande kommen, wo Ulzerationen oder Epithelmangel nicht nachweisbar ist. Die interessanten Fälle von Bazillenträgern, die plötzlich nach einem operativen Eingriffe im Gebiete der oberen Luftwege Zeichen akuter Infektion zeigen, wie zum Beispiel jene, wo nach Tonsillektomie Diphtherie auftritt, oder jene, wo sich nach Operation der unteren Nasenmuschel eine akute Grippe hinzugesellt, nachdem vorher Diphtheriebazillen oder der Pfeifersche Bazillus als Saprophyt beobachtet wurden, weisen auf diese Dispositionsförderung durch mechanische Läsionen hin. Schließlich sei nicht vergessen, daß auch die Anatomie der Schleimhaut eine besondere Bedeutung beim Zustandekommen bestimmter Infektionen hat, Momente, auf welche Kirch besonders hingewiesen hat, indem er betont, daß im Frühstadium der Diphtherie ein Vordringen der Bazillen ins Tiefengewebe und von dort eine Invasion ins Blut öfters zu beobachten ist, während beim Krupp eine Tiefenwanderung und ein Einbrechen in den Kreislauf fast nie erfolgt. Schließlich wäre noch auf die von Besredka besonders beschriebene lokale Infektion und lokale Immunität hingewiesen, welche gleichfalls beim Zustandekommen der Schleimhauterkrankungen, bei Infektionskrankheiten eine nicht unwesentliche Rolle spielt. Die mit akutem Schnupfen einhergehenden Infektionskrankheiten sind besonders Influenza, Masern, Scharlach und schließlich die diphtheritische Affektion der Nasenschleimhäute.

Bei der katarrhalischen Form der I n f l u e n z a muß auf die starke Beteiligung der Nasenschleimhäute hingewiesen werden, welche von den meisten Autoren als die primäre Lokalisation des Kontagiums angesprochen wird. Hiebei finden wir die verschiedensten Formen des Schnupfens von der rein wässerigen, mehr vasomotorischen Form bis zu der schweren eitrigen Rhinitis, deren bakteriologische und pathologisch-anatomische Untersuchungen besonders von Weichselbaum durchgeführt worden sind. Der verschiedenen Autoren gelungene Nachweis der Influenzabazillen im Empyemeiter der Nebenhöhlen ist ebenso wie der Befund von Diplococcus pneumoniae und anderen Eiterkokken für das Zustandekommen der Empyeme bezeichnend. Die verschiedenen Epidemien verlaufen aber nicht gleich; manchmal beherrscht der sekretorische Katarrh der Nasenschleimhaut das Bild, in anderen Fällen treten aber die Symptome der Nebenhöhlenerkrankung mehr in den Vordergrund und bei einzelnen Epidemien werden sogar auch verschiedene Sinusse von der Erkrankung betroffen. So findet sich auch manchmal ein deutlicher Unterschied zwischen der Schwere der subjektiven Erscheinungen und dem objektiven Befunde, indem zum Beispiel nur leichte katarrhalische Entzündungen der Stirnhöhle mit hochgradigen Kopfschmerzen einhergehen, während in anderen Fällen schwere eitrige Affektionen der Stirnhöhlenschleimhaut nur geringe Erscheinungen auslösen. Die besonders starken, manchmal durch Stunden zu beobachtenden, quälenden Stirnkopfschmerzen sind nicht selten nur auf ödematöse Schleimhautschwellungen und Gequollensein der Schleimhaut der mittleren Nasenmuschel zurückzuführen, welche durch starke Anlagerung an die laterale Nasenwand den Abfluß des Sekretes der Stirnhöhle völlig hindert und jede Abflußmöglichkeit aufhebt. Hier sei angefügt, daß im Verlaufe der Grippe im Anschluß an den zuerst beobachteten akuten Schnupfen auch besondere Geruchstörungen auftreten können, welche sich in Parosmien und Kakosmien teilen und die von Zarniko als rein respiratorische oder essentielle Anosmien oder Hyposmien bezeichnet worden sind.

Bei den Masern ist das zweite, im Anschlusse an das Inkubationsstadium auftretende sogenannte Prodromalstadium oder das katarrhalische Stadium durch die besondere Erkrankung der Schleimhäute der oberen Luftwege charakterisiert. Es dauert einige Tage; in dieses Stadium fallen die sogenannten Koplikschen Flecke. Der in dieser Zeit vorhandene akute Schnupfen zeichnet sich durch starke Schwellungen der Nasenschleimhäute aus, es kommt zu seröser, aber auch serös-eitriger Sekretion, die unteren Nasenmuscheln sind stark geschwollen und legen sich an das Septum an, aber auch die Septumschleimhaut zeigt in einer Anzahl von Fällen starke Rötung und Schwellung. Hiezu gesellen sich, wahrscheinlich als Toxinwirkung, durch das spezifische Gift zustandekommend, besondere Durchlässigkeit der kleinsten Gefäße, namentlich im vordersten Anteil der Nasenscheidewand, es kommt zu starken, manchmal schwer stillbaren Nasenblutungen, sowie zum Fortschreiten des entzündlichen Prozesses auf alle Teile des Rachens, auf dem Wege des Epipharynx unter starker Mitbeteiligung der einzelnen Partien des Waldeyerschen Schlundringes.

Bei Scharlach tritt die Beteiligung der Nase in Form eines akuten Schnupfens manchmal im Anfangsstadium der Erkrankung auf und dann sind neben der Scharlachangina, der starken Rötung und Schwellung des Velums und der Uvula, dem typischen Exanthem und dem hohen Fieber auch starke Schwellung der Nasenschleimhäute, sowie Nasenbluten zu beobachten. Gerade bei der Skarlatina der Erwachsenen trifft man wiederholt als erstes den Patienten quälendes Symptom starkes Verlegtsein der Nase mit hochgradigen Schleimhautschwellungen und Absonderung blutig-serösen, manchmal eitrig-blutigen Sekretes. Von dieser akuten Erkrankung der Nase zu Beginn des Scharlachs sind die im Verlaufe der Skarlatina auftretenden schweren Nebenhöhlenaffektionen, besonders die sogenannte Scharlachsiebbeinzellenerkrankung abzutrennen. Diese schweren Nebenhöhlenerkrankungen, welche gleichfalls unter dem Bilde eines akuten Schnupfens zur Erscheinung kommen, finden sich nicht während des Exanthems, sondern später zur Zeit des Einsetzens von Komplikationen, wobei Temperatursteigerungen auf den Beginn eines komplizierenden Prozesses hinweisen. Ödeme, starke Schwellungen des Unterhautzellgewebes, Protrusio bulbi, Schmerzhaftigkeit der infiltrierten Partien, starke Schwellungen im Bereiche der Ausführungsgänge der betreffenden Nebenhöhlen weisen auf den Eiterungsprozeß der Sinus hin und fordern nicht selten infolge der Schwere der Erscheinungen schnellen extranasalen Eingriff. So sind Fälle von Sinusthrombose, von eitriger Meningitis und von Septikopyämie im Anschlusse an die Scharlacheiterung der Nebenhöhlen beschrieben. Während bei gewissen Epidemien geringe Nebenhöhlenerkrankungen im Anschluß an akute Erkrankungen der Schleimhäute der Nase beobachtet werden, welche auf konservative Maßnahmen in Kürze schwinden, gibt es Fälle, wo radikalere Eingriffe am Platze sind und man nicht zu viel Zeit mit endonasalen Maßnahmen verlieren darf, da bei der Akutheit des Prozesses, den engen kindlichen Nasen und den ungünstigen

Drainageverhältnissen der Prozeß nur zu leicht auf benachbarte Organe übergreifen kann und zu den schwersten Komplikationen Veranlassung gibt. Nicht selten lassen hohes Fieber und hochgradige endonasale Schwellungen auf endonasale Maßnahmen nach; doch verlangen jene Fälle, bei denen die Außenödeme hochgradig sind, die Schmerzhaftigkeit der ödematösen Partien besonders groß ist und Schüttelfröste auf eine schwere pyämische Komponente hinweisen, sowie jene Fälle, bei denen Protrusio bulbi und starke Schwellung des Augenlides Zeugen für eine starke Mitbeteiligung des Auges sind, bald radikalere Eingriffe sind von außen breit aufzumachen und — sei es von der Stirnhöhle oder vom Siebbein durch die Lamina papyracea — entsprechend anzugehen, um guten Abfluß zu verschaffen und den Eiter von der Hirnbasis und dem Längsblutleiter abzulenken. Die moderne Technik dieser Eingriffe kann bei den Kindern gewiß die Kosmetik berücksichtigen.

Schließlich sei auf die Beteiligung der Nasenschleimhäute bei der Diphtherie besonders hingewiesen. Es ist bekannt, daß die Diphtheriebazillen eine gewisse Affinität zur Nasenschleimhaut haben, weswegen sie sich in der Nase häufiger als in anderen Organen finden, ohne jedoch immer zu einer spezifischen Erkrankung der Nasenschleimhaut zu führen. In solchen Fällen positiven Bazillenbefundes handelt es sich eben um Bazillenträger, bei welchen der Diphtheriebazillus als Saprophyt, vielleicht auch virulent, in der Nase vorhanden ist, ohne aber die geeignete Disposition zur spezifischen Erkrankung vorzufinden. Die primäre echte Nasendiphtherie, welche häufig gutartig verläuft, ist vor allem deswegen so wichtig, weil sie unter gegebenen Umständen zur besonderen Infektionsquelle wird. Lange nicht erkannt und als gewöhnlicher Schnupfen bei Säuglingen und Kindern bezeichnet, können von hier aus schwere Diphtherieinfektionen der Umgebung hervorgerufen werden und sind Epidemien zur Beobachtung gekommen, welche in der als akuter Schnupfen diagnostizierten Nasendiphtherie einzelner Kinder ihren Ursprung hatten. In der Regel genügt bei kleinen Kindern das Heben der Nasenspitze, um die Ursache des Vollverstopftseins der Nase in solchen Fällen richtig zu beurteilen. Starke Rötung und Schwellung der Nasenschleimhaut und der Mukosa des Septums, sowie Auftreten von schwerlösbaren, leichtblutenden, gelblichweißen Belägen an diesen Schleimhautpartien an der seitlichen Nasenwand, wie auf dem Nasenboden müssen den Verdacht an eine spezifische Erkrankung der Nase wachrufen. Während in jenen Fällen isolierten Diphtherieschnupfens die Prognose der Erkrankung absolut gutartig ist und geringe Dosen Serums die Krankheit ausheilen können, sind jene Fälle, in welchen der diphtheritische Schnupfen sekundär zu einer kapillären Bronchitis hinzutritt oder im Verlaufe von Masern und Pneumonie zur Beobachtung kommt, von ungünstiger Prognose und scheint zumeist, vielleicht nicht so sehr infolge Allgemeinwirkung der schwach virulenten Bazillen als vielmehr als rein mechanische Folge völliger Nasenverlegung und dadurch gesteigerter Erschwerung der Atmung der Ausgang der Erkrankung ungünstig beeinflußt. Darum wird von seiten deutscher Autoren auch die Forderung aufgestellt, Bazillenträger solange in Quarantänestationen zurückzuhalten, bis das Nasensekret frei von Diphtheriebazillen ist, um auf diese Weise die Weiterverbreitung der Erkrankung hintanzuhalten.

Wenn wir im Anschluß an die Besprechung des „akuten Schnupfens" bei Infektionskrankheiten hier noch die Besprechung des ebenfalls auf infektiöse Ursache zurückzuführenden Säuglingsschnupfens anfügen, so geschieht das deswegen, weil die akute Erkrankung der Schleimhäute der Nase im frühesten Alter sowohl der anatomischen Verhältnisse wegen als auch namentlich wegen der mitunter eintretenden schweren Schädigung des Allgemeinorganismus besonderen Charakter aufweist. So kommt es im Verlaufe des akuten Säuglingsschnupfens zu schwereren Allgemeinerscheinungen, zur Aspiration der Zunge, zu zeitweisem Atmungsaussetzen, zur Zyanose des Kindes; das Trinken an der Brust ist erschwert und die Ernährung gefährdet; es tritt geringer Opisthotonus auf und es kann ähnlich wie bei meningealen Reizerscheinungen, namentlich bei exazerbierendem Schnupfen zu einer starken Spannung der Fontanelle kommen; auch Meteorismus, der durch Luftschlucken bei starker Nasenverstopfung entsteht, sowie eine besondere Form von Reaktion in Form frequentester oberflächlichster Atmung sind wiederholt beschrieben worden. Wenn man endlich die starke Mitbeteiligung der Pars oralis, das Auftreten starker akuter pharyngealer Reizerscheinungen, sowie schließlich Komplikationen pseudodiphtheritischer Entzündung beobachtet hat, so zeigen diese Mitteilungen, daß der akute Säuglingsschnupfen nicht als bedeutungslose Erkrankung aufzufassen ist und leider nicht zu selten mit bedrohlichen Affektionen verbunden ist.

Zum Schlusse dieser Auseinandersetzungen sei nochmals darauf hingewiesen, daß im Gefolge eines akuten Schnupfens außer den die Erkrankung komplizierenden Nebenhöhlenentzündungen und Nebenhöhleneiterungen noch andere Komplikationen beobachtet werden können, so vor allem eine akute Entzündung im Gebiete des obersten Teiles des Rachens mit oder ohne Beteiligung des lymphoiden Apparates in diesem Bereiche (Waldeyerscher Schlundring), ferner durch Fortleitung des entzündlichen Prozesses auf dem Wege des Ostium pharyngeum tubae auf die Schleimhaut der Ohrtrompete eine sekundäre Mittelohrentzündung und schließlich das Herabsteigen des akut entzündlichen Katarrhs der Nasenschleimhaut in den Rachen, den Kehlkopf, die Trachea und das bronchiale Gebiet, so daß im Gefolge der akuten Coryza ein renitenter, schwer ausheilbarer Katarrh der oberen Luftwege auftritt.

Manche Patienten geben an, daß ein Katarrh der Luftröhre und der Bronchien nach oben sich fortsetzt und sie im Anschluß an eine längerdauernde Laryngitis akute Schwellungen der Nasenschleimhaut und Verlegtsein der Nase beobachten, während bei anderen der entzündliche Prozeß der Schleimhäute deutlich deszendierenden Charakter aufweist. In vielen solchen Fällen kann man den entzündlichen Prozeß nicht selten durch lokale Maßnahmen koupieren und auf diese Weise das Übergreifen der katarrhalischen Entzündung auf Nachbarbereiche verhindern. Der innige Zusammenhang zwischen Nase und Auge erklärt auch die bei akutem Schnupfen zu beobachtende Mitbeteiligung der Conjunctiva bulbi, sie ist nicht nur vasomotorisch bedingt, sondern auch durch die anatomischen Beziehungen der beiden Organe verursacht. Daß bei gewissen Erkrankungen der Nasenschleimhaut akuter Natur, wie zum Beispiel bei Heufieber die Einwirkung der Reizstoffe auf die Schleimhaut der Nase und des Auges in gleicher Weise erfolgen kann, findet in der Ätiologie dieser Affektion ihre Erklärung. Doch ist die bei Rhinitis vorhandene Rötung und Schwellung der Konjunktiva teilweise auch darauf zurückzuführen, daß infolge Verschwellung der Nasenschleimhäute der Ductus nasolacrymalis verengt oder sein nasales Ostium verschwollen erscheint, wodurch der Tränenabfluß in die Nase behindert ist und infolgedessen eine stärkere Reizung der Bindehaut statthat. Bei entsprechender Lüftung des Ausführungsganges und nach Abschwellung des Ostium nasale des Tränennasenganges treten wieder für das Auge normalere Verhältnisse auf und es kommt zum Abklingen der konjunktivalen Reize.

Therapie des akuten Schnupfens.

Wie bei allen akuten entzündlichen Prozessen verschiedenster Lokalisation ist auch beim akuten Schnupfen Wärme und Schwitztherapie am Platze. Anwendung von Kopflichtbädern, Auflegen von Thermophor, Bestrahlung des Kopfes mit Höhensonne, Profunduslicht, Quarzlampe, Vitalux und ähnlichen Apparaten wird in allen Fällen akuter Entzündung der Nasenschleimhaut mit gutem Erfolge angewendet. Zudem ist eine intensive Schwitzkur mit hohen Aspirindosen oder anderen Schwitzmitteln (Salizylpräparaten, Phenacetin, Salipyrin, Transpirin, Pyramidon u. a.) angezeigt und in manchen Fällen von gutem Erfolge begleitet. Die von den Amerikanern propagierte starke Schweißförderung durch hohe Aspirindosen mit großen Alkoholdosen gemengt kann einen mit hohem Fieber einhergehenden akuten Schnupfenprozeß innerhalb weniger Stunden zur Ausheilung bringen. Dann gibt es eine Anzahl von Mitteln, deren Anwendung beim ersten Auftreten des akuten Schnupfens in nicht wenigen Fällen von gutem Erfolge begleitet sind. Hieher gehören das Jod, welches gleich bei den ersten Anzeichen von Schnupfen in minimaler Dosis angewendet manchmal den Ausbruch der Erkrankung verhindert, während ja größere Dosen eine starke Schwellung der Nasenschleimhaut und starke Sekretion hervorrufen (Jodschnupfen); wir verwenden ein oder zwei Tropfen reiner Jodtinktur in einem Glase Wasser als therapeutischen Behelf bei akuter Coryza; auch andere Jodpräparate wurden versucht und Sternberg hat durch Injektion von Rhinostop (Seite 41) kleine frei werdende Jodmengen dem Organismus mit gutem Erfolge zuzuführen gesucht. Ein anderes Mittel, das namentlich auf die vasomotorische Komponente des akuten Schnupfens einzuwirken vermag, ist Kalk, der als Calcium lacticum, Calcium chloratum, Calcihyd, Calciron und dgl. in größeren Dosen (etwa 3 Gramm täglich) dem Organismus zugeführt wird und namentlich bei rezidivierendem akutem Schnupfen und bei stark hervortretender vasomotorischer Komponente von günstigem Erfolge ist. Auch die Einführung von Calcium auf intravenösem Wege in Form der Calciumharnstoffverbindung (Afenil) wird von manchen Autoren als besonders wirksam bezeichnet. Schließlich sei noch auf die Verbindung von Kalzium mit Atropin hingewiesen, welche in Form von Atrocal in den Handel kommt, wobei die austrocknende Komponente des Atropins auf den wässerigen Schnupfen besonders günstig einwirkt. Auch die Calciumcachets (Bibus) haben sich bei akutem Schnupfen gut bewährt; sie bestehen aus Chininum hydrochloricum, Calcium lacticum und Hexamethylentetramin.

Ferner seien zur lokalen Applikation der entzündeten Schleimhaut die verschiedenen Mentholpräparate angeführt; die in Verbindung mit Vaselinöl in ½—1%iger Lösung dargestellten Menthollösungen werden mittels Tampons in die Nase eingelegt und entfalten ihre entsprechende Wirkung. Hiezu gehört auch das Coryfin, der aethylglycollsaure Ester des Menthols, das Coryzol, welches eine Emulsion von Forman mit Eucalyptusöl zu gleichen Teilen darstellt, die starke, aber manchmal gut wirkende Nasanalcreme, sowie die verschiedenen anderen meistens aus etwas Spiritus, Menthol und Kokain bestehenden Schnupfenmittel des Handels. Die verschiedenen bei akutem Schnupfen angewendeten Adrenalinpräparate sind in vielen Fällen auch außerordentlich wirksam. Hieher gehören außer der Adrenalin- oder Tonogenlösung in 1000facher Verdünnung das ganz ausgezeichnete Ephedrinsulfat, das Epinephrin, das Ephetonin, das in Dosen von 0,05 innerlich oder subkutan pro die gegeben werden kann, sowie schließlich das Racedrin, das synthetische Sympathikotonikum mit ausgesprochen adrenalinartiger Wirkung zur peroralen und parenteralen Anwendung, ebenfalls in Dosen zu 0,05 intern oder zur Injektion in derselben Menge. Auch das von der Farben-Industrie in den Handel gebrachte Rephrin, eine Kombination von Racedrin und Suprarenin wirkt durch schnell einsetzende und lang anhaltende Gefäßtonisierung gut schnupfenhemmend. Bei starker Sekretion der Nasenschleimhaut ist die Aufschnupfung von Sozojodol angezeigt, da dadurch eine wesentliche Einschränkung der wässerigen Sekretion zustande kommt. Schließlich sei noch der lokalen Behandlung der erkrankten Nasenschleimhaut gedacht, welche in Form von Einlagen 20%igen Kokains, Adrenalintampons, sowie sekundär in Pinselungen der Schleimhaut mit 1—3%iger Lapislösung oder anderen Lapispräparaten, Jodglyzerinpinselungen, Mucidanapplikation durchgeführt wird.

Auch Inhalationen mit Mentholpräparaten leisten manchmal bei akutem Schnupfen Vorzügliches. Hiebei genügt es, 20 bis 30 Tropfen einer 1—2%igen Mentholöllösung in einen halben Liter Wasser zu träufeln, doch sind auch die verschiedenen Naseninhalationsapparate, wie sie als Wiesbadner Zerstäubungsapparat, Schnitzlersches Doppelgebläse, Parke Davis Glasseptikapparat und viele andere kleine Naseninhalatoren in Verwendung stehen, sehr gut zu gebrauchen. Dabei kann man sich des Chloretons (Azetonchloroform) oder des Adrenalininhalant mit gutem Erfolge bedienen. Zudem verwende man die verschiedenen mit oder ohne Adrenalin in Anwendung stehenden Kühlsalben, welche vor allem das mit der akuten Entzündung einhergehende Hitzegefühl in der Nase und am Naseneingange zu beseitigen vermögen. Eine gute Salbe dieser Art ist z. B. in folgendem Rezepte enthalten (Perutz):

Solution. acid. boric. 2%, Lanolini aa 1.5, Glycerini 5.0, Unguent. lenientis 10.0; D. S. Kühlsalbe.

Schließlich sei nicht vergessen, daß bei akutem Schnupfen (auch ohne daß die Nebenhöhlen besonders affiziert sind) Wärmeapplikationen von jeher gerne mit Erfolg verordnet werden. Warmwasserumschläge, Kataplasmen, Wärmekasten, sowie die verschiedenen bei Nebenhöhlenaffektionen verwendeten Wärmestrahlenapparate werden bei den verschiedenen Formen akuten Schnupfens angenehm empfunden.

Noch sei auf ein prophylaktisches Moment im besonderen hingewiesen, da dessen Beachtung leicht Komplikationen zu verhindern vermag: Das ist die vorsichtige „Schneuzung“ bei akuten Katarrhen der Nase, die sogenannte „Einseitenschneuzung“, welche in richtiger Form und mit nicht zu großer Intensität das Sekret herausbefördert. Spülungen der Nase sind bei akuten Prozessen überhaupt zu vermeiden, da diese nur allzu geeignet sind, das wässerige und manchmal eitrige Sekret gegen das Ostium pharyngeum tubae zu treiben und auf diese Weise eine Mittelohrreizung oder gar eine Eiterung zu provozieren.

Das ruhige, möglichst konservative Abklingenlassen des akuten Prozesses ist das rationellste therapeutische Verfahren und verspricht die schnellste Heilung und Vermeidung wesentlicher Komplikationen.

Treten im Verlaufe des akuten Schnupfens Exkoriationen und Ekzem des Naseneinganges auf, dann ist die Kühlsalbe ebenso am Platze wie etwa auch Bor- oder Zinkpräzipitatsalben in 1—2%iger Konzentration, sowie Ätzungen der offenen Stellen mit einer 3—5%igen Argentum-nitricum-Lösung (oder Protargol) oder Betupfung der betreffenden Partien mit 10%iger Trichloressigsäure nach entsprechender Abkokainisierung.

Das bei akuten Entzündungen nicht selten auftretende N a -

senbluten bedarf unter Umständen besonderer Behandlung, wobei folgende Momente zu berücksichtigen sind. Starke profuse Blutungen bedürfen der sofortigen Tamponade, welche mit irgend einer sterilen Gaze (am besten 5%iger Jodoformtanningaze) oder der besonders präparierten Adrenalingaze (Stryphnongaze) ausgeführt wird. Bei geringer Blutung wird die Stelle mit Kokain und Adrenalin betupft und anschließend eine Ätzung der betroffenen Partie mit 50%iger Trichloressigsäure, Chromsäure oder Galvanokaustik vorgenommen. Die Tamponade selbst darf nicht zu lange durchgeführt werden, da infolge des vorhandenen starken Nießreizes und wegen der starken Schwellung der Nasenschleimhäute ein Übergreifen des katarrhalischen Prozesses auf pharyngeales Gebiet und auf das Ohr zu befürchten ist. Die primäre Tamponade soll keinesfall 24 Stunden überschreiten. Hierauf werden die blutenden Stellen — es handelt sich hiebei zumeist um den „Locus Kiesselbach", i. e. die vordere Schleimhautpartie der knorpeligen Nasenscheidewand — gut abkokainisiert und einer vorsichtigen Ätzung unterzogen. Bei geringer Blutung nützt zumeist auch nur die Einführung von mit H_2O_2 (6 volum %) getränkten Wattetampons. Bellocques Tamponade ist bei Blutungen im Verlaufe akuter Prozesse unbedingt zu umgehen, da die Abtamponade des Nasenrachenraumes (Epipharynx) bei akutem Schnupfen zu gefährlich ist.

Besonders betont sei, daß bei Säuglingen und jüngsten Kindern die Anwendung von Mentholpräparaten kontraindiziert ist, da im Gefolge der Mentholapplikation in diesem Alter schwere Folgeerscheinungen zumal bei spasmophilen Kindern zur Beobachtung gekommen sind, doch erscheint bei akutem Schnupfen von Säuglingen die Einträufelung von 1—2 Tropfen einer Adrenalinlösung mittels Augenpipette in die Nasenlöcher angezeigt und bei stärkerer Sekretion ist eine 1—2%ige Höllensteinlösung als sekrethemmend von besonderem Vorteile.

Therapie der akuten Nebenhöhlenentzündung.

Die konservative Behandlung der im Anschlusse an einen akuten Schnupfen auftretenden Nebenhöhlenentzündung katarrhalischer und eitriger Form deckt sich im allgemeinen mit der konservativen Schnupfentherapie überhaupt. Das dumpfe Gefühl in der Stirnhöhlen- und Kieferhöhlengegend, das mit dem Auftreten eines akuten Schnupfens verbunden ist, die mehr weniger starken, manchmal anfallsweise auftretenden Kopfschmerzen, welche auf eine Mitbeteiligung der Nebenhöhlenschleimhaut hinweisen, werden durch die eben angeführten Behandlungsformen des Schnupfens, id est Schwitztherapie, Wärme, Kokain- und Adrenalineinlagen, sowie durch Einführung und Inhalation von mentholhaltigen Präparaten, Verwendung schmerzstillender Pulver (Pyramidon, Phenazetin u. dgl.) günstig beeinflußt. Beim Nachweise einer bestimmten Nebenhöhlenerkrankung muß aber die Einlage der Kokaintampons gerade an jene Stelle gebracht werden, wo infolge der starken Schwellung der entsprechenden Schleimhäute die Ostien der betreffenden Nebenhöhlen verlegt sind und damit der Abfluß des Sekretes entweder vermindert oder vollkommen aufgehoben erscheint. So erfordert der Eiternachweis im mittleren Nasengange, zumal in seinem hinteren Bereiche, die Abkokainisierung des Gebietes um die natürliche oder akzessorische Öffnung der Kieferhöhle, der Eiterbefund im vordersten Anteil des mittleren Nasenganges die Abkokainisierung der lateralen Schleimhaut des vorderen Endes der mittleren Nasenmuschel, sowie die bessere Wegbarmachung des Ductus nasofrontalis. Eiter im Gebiete der Fissura olfactoria bedingt Tamponeinlage zwischen Septum und hinterem Ende der mittleren Nasenmuschel, um auf diese Weise die Abflußbedingungen für das aus den hinteren Siebbeinzellen und der Keilbeinhöhle stammende Sekret günstiger zu gestalten. (An Stelle von feuchten Kokaintampons kann Kokainadrenalinsalbe verwendet werden, wenn der Kranke nicht zum Arzt kommen kann.)

Bei sicherem Nachweis einer Kieferhöhleneiterung muß die Ausspülung der Kieferhöhle vorgenommen werden, was entweder durch Spülung von dem natürlichen Ostium aus im Gebiete des mittleren Nasenganges mit Hilfe eines entsprechend gekrümmten Röhrchens oder durch die sogenannte Punktion der Kieferhöhle vom unteren Nasengange aus zu geschehen hat. In der Regel ziehen wir in jenen Fällen, in welchen die Schleimhaut sehr stark geschwollen oder die Nase infolge anderer Ursachen schwer wegsam ist, die vom unteren Nasengange auszuführende Punktion der Kieferhöhlenspülung vom natürlichen Ostium vor, da durch diese Maßnahme auch eine bessere Durchspülung und Reinigung der Kieferhöhle statthat. Doch sei darauf hingewiesen, daß die Technik der Punktion einige Vorsichtsmaßnahmen erfordert; so vor allem, daß das Ende der durch die mediale Kieferhöhlenwand hindurchgestoßenen Nadel frei in der Kieferhöhle beweglich bleibe, damit durch das hierauf erfolgende Einspritzen von Flüssigkeit oder Eintreiben von Luft keine phlegmonöse Entzündung, kein Emphysem und keine Luftembolie zustande komme. Als sicherstes Zeichen für die gut ausgeführte Punktion ist die nach entsprechender Kokainisierung der lateralen Nasenwand zustande kommende absolute Schmerzlosigkeit dieses kleinen Eingriffes. Hat die Punktion der Kieferhöhle starke, manchmal fötide Eitermengen ergeben, dann erscheint es rationell, im unmittelbaren Anschlusse an die Spülung desinfizierende Flüssigkeiten in die Kieferhöhle zu leiten, wie etwa eine Wasserstoffsuperoxydlösung oder Preglsche Lösung, eine Kaliumchloricum-Lösung (1%ig) oder Zuführung der verschiedenen Antivira (Streptostaphylokokken- oder Pyocyaneus-Antivirus), welch letztere gleichfalls entzündungshemmend und reinigend auf die Kieferhöhlenschleimhaut einwirken.

In ähnlicher Weise werden die akuten Entzündungen der anderen Nebenhöhlen konservativ behandelt, wobei insbesondere auf die Abschwellung der Schleimhautpartien im Bereiche der Nebenhöhlenmündungen und auf die Schaffung guter Abflußverhältnisse Rücksicht genommen werden muß; daher ist in manchen dieser Verhältnisse ein kleiner endonasaler Eingriff indiziert, welcher bei akuten Eiterungen der vorderen Nebenhöhlenserie, id est der Stirnhöhle und der vorderen Siebbeinzellen, in einer Resektion des vordersten Endes der mittleren Nasenmuschel oder in einer Abtragung der polypös geschwollenen Schleimhaut der lateralen Nasenwand im Gebiete des Agger nasi besteht, während bei hinteren Empyemen, das heißt bei den eitrigen Entzündungen der hinteren Siebbeinzellen und der Keilbeinhöhle, bei gewissen Fällen eine Abtragung des hinteren Endes der mittleren Nasenmuschel oder die Erweiterung des Ostiums der Keilbeinhöhle angezeigt erscheinen. Wir sind im allgemeinen nicht für eine Ausspülung der Nebenhöhlen im akuten Stadium, da sie zumeist infolge der Schwellung der Schleimhaut mit Schmerzen für den Patienten verbunden ist, andererseits manchmal mehr reizt und das Ödem der Schleimhaut steigert, ohne wesentlichen Nutzen zu bringen. Doch erscheint für eine Anzahl von Fällen die Saugtherapie, das heißt die Ansaugung des Sekretes aus der Tiefe der Nebenhöhle recht erfolgreich, wobei die in letzter Zeit von Heermann in Essen empfohlene Art der Saugbehandlung hervorgehoben sei, die der Patient selbst in Anwendung bringen kann.

Während in den meisten Fällen die konservative Behandlung

der Nebenhöhlen bei akuten Entzündungsprozessen zur Heilung führt, sind in relativ wenigen Fällen radikale Maßnahmen vonnöten.

Das extranasale Eingreifen bei akut entzündlichen Nebenhöhlenprozessen im Anschluß an Schnupfen ist dann bedingt, wenn irgendwelche Momente auf eine schwerere Affektion hinweisen und möglichst rasch die ausgiebige Eiterentleerung nötig erscheint. Wir haben während der zahlreichen Influenzaepidemien der letzten Jahre besonders beobachtet, daß gewisse Epidemien durch eine ganz besondere Virulenz der Bakterien ausgezeichnet sind, während zu anderen Zeiten der Verlauf der Erkrankung ein ganz milder ist und gar keine schwereren Komplikationen zur Beobachtung kommen. Während Weichselbaum die spezifische Wirkung des Influenzabazillus bei Nebenhöhlenaffektionen als nicht erwiesen erklärt, dagegen auf Grund seiner zahlreichen Untersuchungen annimmt, daß der Diplococcus pneumoniae und die Eiterkoken häufig in dem von Influenza befallenen Organismus sekundäre Infektion verursachen, betont Cantani, daß ein von Influenzabazillen produziertes Gift in gewissen Fällen schwere Erscheinungen hervorzurufen vermag. Im Jahre 1889 und im Jahre 1919 zeigte die Influenza eine ganz besonders schwere Form mit dem Bilde einer verheerend um sich greifenden Pandemie, während zwischendurch die Art der Erkrankung eine mitigierte war, sowohl in Bezug auf die Infektiosität als auch auf die Bösartigkeit der Erkrankung und die Schwere ihrer Komplikation. Daß hier neben dem Genius epidemicus auch der nach einer schwereren Epidemie zustande kommende erhöhte Schutzkörpergehalt des Organismus mitspielt, ist klar und auf diese Weise erscheinen die grippeähnlichen Affektionen und Formes frustes mit nur geringer Nebenhöhlenbeteiligung und leichtem Verlauf genügend erklärt.

Andererseits muß man aber doch in den schweren Fällen außer den eben angeführten Momenten auch auf die lokalen Verhältnisse der Nase Rücksicht nehmen, indem mitunter eine besondere Enge der Nase, eine hochgradige Verkrümmung der Nasenscheidenwand, ein hoher Nasenboden und ähnliche den Abfluß schwer hindernde Faktoren eine wesentliche Rolle spielen. Hiebei gilt für den erfahrenen Rhinologen der Satz, mit konservativen und endonasalen Maßnahmen nicht zu lange Zeit zu verlieren im Augenblicke, da bedrohliche Symptome ein möglichst rasches radikales Eingreifen erfordern. So sind Fälle, bei denen ein sehr hohes Fieber vorhanden ist, bei denen als pyämische Komponente ein Schüttelfrost auftritt, sowie solche, welche durch ganz besondere Kopfschmerzen und intensive Neuralgien gekennzeichnet sind, besonders dann, wenn die endonasale Zugänglichkeit gering ist, von außen zu eröffnen. Hochgradige Schwellung des Auges, Protrusio bulbi, Verschwellung des oberen Augenlides, Chemosis, sowie Hautschwellung über der beteiligten Nebenhöhle verlangen zumeist rasches extranasales Eingreifen. Zu diesen Fällen gehören auch die mitunter besonders schweren eitrigen Entzündungen des Siebbeinlabyrinthes bei Scharlach mit Mitbeteiligung der Orbita im Verlaufe der dritten und vierten Woche der Scharlacherkrankung, und wenn auch in einer großen Anzahl von Scharlachsiebbeinzellentzündungen die endonasale Maßnahme genügt, ist in schweren Fällen der Eingriff von außen nicht zu umgehen. Dieselbe Indikation gilt auch für solche Fälle, wo gewisse Erscheinungen auf „Meningismus" hinweisen und die Untersuchung des Liquors eine Reizung der Meningen erkennen läßt.

Solche Eingriffe bestehen bei allen in Betracht kommenden Nebenhöhlen in deren Trepanation, ohne daß die bei chronischen Eiterungen der Nebenhöhlen in Anwendung zu kommende radikale Operation durchgeführt werden müßte. So kann die Kieferhöhle von verschiedenen Seiten breiter aufgemacht werden, um das Sekret gründlich entfernen zu können, man kann das Antrum Highmori von der Fossa canina, von der Alveole aus oder auch nasalwärts etwas breiter eröffnen und den Eiter und gegebenenfalls auch erkrankte Schleimhaut mitentfernen. Hiebei sei angeführt, daß wir die alveolare Operation nur in Fällen atrophischen Kiefers vornehmen und auf dem Standpunkt stehen, dieser Trepanation zuliebe keinen gesunden Zahn zu opfern. Die radikale Aufmachung der Kieferhöhle von der Fossa canina ergibt die beste Übersicht über das Innere des Antrums und ist infolgedessen für solche dringende Fälle der Eröffnung von der Nase her im Gebiete des unteren Nasenganges vorzuziehen. Die äußere Eröffnung des Siebbeins erfolgt durch das Augenlid, indem man zumeist dem Verlauf des Eiters entsprechend durch die papierdünne Platte des Siebbeins sondierend vorgeht und nach Entfernung eines Teils der Lamina papyracea und der vordersten Siebbeinzellen in das Eitergebiet vordringt und wie bei der Scharlachethmoiditis nicht selten nekrotische Knochenpartien entfernt.

Was schließlich die Eröffnung der Stirnhöhle anlangt, so geschieht die Trepanation im Bereiche der vorderen Stirnhöhlenwand, etwa entsprechend dem tiefsten Punkte der Augenbraue; mit Rücksicht auf die bedeutende Variation in der Größe der einzelnen Stirnhöhlen ist eine röntgenologische Untersuchung, wenn möglich vor der Trepanation, vorzunehmen ist, damit bei Meißlung der entsprechenden Knochenpartien ein sicheres Eindringen in die Stirnhöhle stattfindet und nicht, wie eine Anzahl von Fällen bekannt ist, die kleine Stirnhöhle abseits von dem Operationsterrain zu liegen kommt. Auch hier genügt es, für Fälle akuter, mit schweren Erscheinungen einhergehender Stirnhöhleneiterungen, beispielsweise zur Zeit einer Influenzaepidemie, gute Abflußverhältnisse für den Eiter zu schaffen, ohne daß man radikalere Maßnahmen, wie Erweiterung des Ductus nasofrontalis, Wegnahme der vordersten Siebbeinzellen, Wegnahme der vorderen oder unteren Wand der Stirnhöhle, wie bei chronischen Eiterungen der Stirnhöhle und des Siebbeins, vornehmen müßte.

Zusammenfassend sei also angeführt, daß in weitaus der größten Mehrzahl der Fälle akuter Nebenhöhlenentzündung und Nebenhöhleneiterung die konservativen Maßnahmen und kleine endonasale Eingriffe genügen werden, um den Prozeß zum Stillstand zu bringen; und nur in relativ sehr wenigen Fällen, welche von der Art der Epidemie, von lokalanatomischen Verhältnissen, sowie von der Virulenz der Krankheitserreger abhängig sind, werden radikale Maßnahmen in Anwendung kommen müssen.

Der chronische Schnupfen.

Hier haben wir zwischen der chronischen Erkrankung der Nasenschleimhaut in ihren verschiedensten Formen und all jenen Erkrankungen zu unterscheiden, welche unter dem Bilde eines chronischen Schnupfens oder Stockschnupfens verlaufen und von den Laien als Schnupfen bezeichnet werden, während sich dahinter eine andere, mitunter sogar ziemlich schwere Erkrankung verbirgt. Da gerade diese Form des sogenannten Pseudoschnupfens von besonderer Wichtigkeit ist, wird sie später in einem eigenen Abschnitte des Näheren besprochen werden. Der chronische Schnupfen, das ist die chronische Erkrankung der Nasenschleimhäute, kann in folgende Gruppen eingeteilt werden:

1. die chronisch-hypertrophische Form der Nasenschleimhauterkrankung,

2. die atrophische Form der Nasenschleimhauterkrankung,

3. den vasomotorischen Schnupfen, zu welchem auch die verschiedenen allergischen Erkrankungen der Nasenschleimhaut gehören.

Die chronisch-hypertrophische Form des Schnupfens.

Sie ist dadurch charakterisiert, daß es im Verlaufe der lange Zeit bestehenden Erkrankung zu starken Schwellungen der Schleimhaut in allen ihren Teilen kommt; doch sind als besondere Prädilektionsstellen der Schleimhauthypertrophie der Rand der unteren Nasenmuschel, ihr hinteres Ende, das Tuberculum septi, sowie das vordere und hintere Ende der mittleren Nasenmuschel zu bezeichnen. Dieser Schnupfen kommt durch häufig rezidivierende Entzündungen der Nasenschleimhaut zustande und wird noch wesentlich dadurch gesteigert, daß er mit gewissen Nebenhöhlenerkrankungen manchmal kombiniert erscheint, wobei das Nebenhöhlensekret über die mittlere und untere Nasenmuschel herabfließt, längere Zeit an der Schleimhaut haften bleibt und hier zu neuerlichen Reizungen Veranlassung gibt. Bei dieser Erkrankung kommt es zu einem Circulus vitiosus, indem die wiederholten Entzündungen der Nasenschleimhaut mit wesentlich gesteigerter Sekretbildung zur Verdickung der Schleimhaut führen, während umgekehrt diese Hypertrophien wieder das häufige Auftreten der Entzündung fördern. Diese chronisch-hypertrophische Form des Schnupfens findet sich aber auch als Folgezustand chronischer mechanischer, chemischer oder thermischer Reize, wie man z. B. bei Heizern, Steinhauern, Zementarbeitern u. a. diese Erkrankung nicht allzu selten beobachtet. Daß diese bei der chronisch-hypertrophischen Form zu findende, besonders starke Sekretion, die schleimig oder schleimig-eitrig sein kann, manchmal das Vorstadium atrophisierender Entzündung darstellt, habe ich vor Jahren bei durchlaufender Untersuchung vieler Nasenkranken in Saloniki wahrgenommen, wo besonders viele Fälle atrophischer, trockener, mit Borkenbildung einhergehender Nasenschleimhauterkrankung gesehen werden konnten, welche in früherer Jugend durch die eitrige Hypersekretion der Nase ausgezeichnet waren.

Die Symptome dieser Nasenerkrankung bestehen aus der Schwellung der Nasenschleimhaut und der gesteigerten Sekretbildung, aus Verlegtsein der Nase, welche noch durch gewisse anatomische Momente in einer Anzahl von Fällen eine Steigerung erfährt, wie Verkrümmung der Nasenscheidewand, Spinen- oder Kristenbildung, erhöhten Nasenboden und starke Schwellungen der hinteren Septumschleimhaut. Bei Kindern kann die chronisch-hypertrophische Form des Schnupfens sekundär im Gefolge großer adenoider Vegetationen auftreten, welche beide Choanen in weiter Ausdehnung verschließen und auf diese Weise zu Stauungserscheinungen im Gebiete der Nasenschleimhäute führen. Die Richtigkeit dieser Deutung geht aus dem therapeutischen Erfolge hervor, welcher zeigt, daß sich nach Adenotomie und Freimachung des Epipharynx die Schwellungen der Nasenschleimhäute rückbilden und daß sich sogar auch große hintere Enden der unteren Nasenmuschel verkleinern. In Parenthese sei bemerkt, daß die Natur in Fällen von Wolfsrachen oder Spaltung des Gaumens förmlich vikariierend starke Schwellungen der hinteren Enden der unteren Nasenmuscheln in Form von Hypertrophien zur Bildung bringt, wodurch ein gewisser Abschluß zwischen dem Mesopharynx und dem hinteren Nasengebiete sekundär zustande kommt.

Zu den bereits angeführten Symptomen bei dieser Nasenaffektion gesellen sich noch andere, bei starkem Verlegtsein der Nase resultierende Erscheinungen. So findet man auch in Fällen, in welchen die Nebenhöhlen nicht ergriffen sind, dumpfe Kopfschmerzen, migräneartige Cephalalgien, Neuralgien und ähnliche nervöse Reflexerscheinungen, welche nach entsprechenden operativen Maßnahmen vollkommen schwinden können. Ferner kommen durch Verschwellung im mittleren Nasengange und im Bereiche der mittleren Nasenmuschel Anosmien zustande, welche in die Gruppe der respiratorischen gegenüber den essentiellen (bei denen keine anatomischen Veränderungen der Nasenschleimhaut nachzuweisen sind, sondern die man auf funktionelle Störungen zurückführen muß) einzureihen sind und nach Beseitigung der hypertrophischen Partien der Nasenschleimhaut wieder verschwinden. Schließlich finden sich ähnlich wie bei der adenoiden Erkrankung der Kinder im Gefolge der chronischen Schleimhauthypertrophien andere nervöse Störungen, welche in mangelnder Konzentration, Unaufmerksamkeit und Gedächtnisschwäche zum Ausdruck kommen und mit dem Namen Aprosexia nasalis bezeichnet sind.

Mit der chronisch-hypertrophischen Form der Schleimhauterkrankung können sich Nebenhöhlenentzündungen und Nebenhöhleneiterungen chronischer Form verbinden, ebenso wie bei den atrophischen Formen, sowie bei den Ozaenafällen gleichfalls Empyeme nicht allzu seltene Komplikationen darstellen. Es sei daher hier ganz im allgemeinen einiges über die Symptomatologie der Nebenhöhlenentzündungen und Nebenhöhleneiterungen bei chronischer Schleimhauterkrankung der Nase gesagt.

Während bei den akuten Erkrankungen der Nebenhöhlen die Symptome auch akut und vehement auftreten, ist die Symptomatologie der chronischen Nebenhöhlenaffektion zumeist durch schleichenden Charakter der Erscheinungen gekennzeichnet. Hie und da auftretende Kopfschmerzen und dumpfes Gefühl im Bereiche der beteiligten Nebenhöhle, mehr oder weniger schleimige oder schleimig-eitrige Sekretion aus der Nase, sowie mitunter zu findende subfebrile Temperaturen weisen ebenso wie Schleim- und Eiterbildung im Epipharynx und eitriges, aus der Nase durch den Epipharynx kommendes Sputum auf die Möglichkeit einer Mitbeteiligung der Nebenhöhlen hin. Zur Diagnose dieser Erkrankung bedarf es genauer rhinologischer Untersuchung, die bei den akuten Erkrankungen (Seite 5 ff.) angeführt ist; Punktion der Kieferhöhle, Abkokainisierung der vorderen Enden der mittleren Nasenmuschel oder ihres hinteren Endes, röntgenologische Untersuchung oder Transillumination der Nebenhöhlen, sowie genaue Rhinoskopia posterior zur Feststellung der Lage des eitrigen Sekretes. Es ist verständlich, daß sich im Verlaufe einer chronisch-schleichenden Nebenhöhlenentzündung zumal im Anschluß an eine akut auftretende Infektion der Nase die Symptome akuterweise steigern können und daß eine derartige Exazerbation des Prozesses den Krankheitsverlauf wesentlich beeinflussen kann.

Die Therapie bei Rhinitis chronica hypertrophica besteht in einer konservativen Behandlung der Nasenschleimhäute oder in radikaleren Eingriffen; außer den allgemein üblichen Menthol-, Kokain- und Adrenalinpräparaten (Seite 19) erscheint in diesen Fällen die lokale Therapie der erkrankten Schleimhaut von großer Bedeutung. Da bei dieser Form besonders die Schleimhaut der unteren Nasenmuschel betroffen ist, ist nach entsprechender Abkokainisierung eine Pinselung mit verschiedenen ätzenden oder adstringierenden Mitteln vorzunehmen. Seit altersher sind es besonders die Silberpräparate, welche in größerer oder geringerer Konzentration Anwendung finden: Pinselungen mit 1—5%iger Argentum-nitricum-Lösung, mit 1—5%iger Protargol- oder mit $^1/_4$—$^1/_2$%iger Kollargollösung weisen mitunter guten Erfolg auf. Doch gibt es Fälle, bei welchen diese konservativen Maßnahmen nicht genügen, zumal solche, bei welchen im Gefolge des chronischen Prozesses besondere Hypertrophien zustande gekommen sind, die nach entsprechender Kokainisierung mit der Schere, der Schlinge, dem Conchotom schmerzlos entfernt werden können. Zumal die Entfernung des hinteren Endes der unteren und manchmal auch der mittleren Muschel ist geeignet, die Beschwerden des an einem chronischen Schnupfen Leidenden zu beseitigen oder wesentlich zu mildern. Für jene Fälle, bei denen es sich um eine mehr diffuse Schwellung der Nasenschleimhaut handelt und die prüfende Sonde ein Abheben dieser Schleimhautpartien nicht feststellen läßt, wird die galvanokaustische Behandlung der Hypertrophie am Platze sein, indem mit dem rotglühenden Galvanokauter einige von hinten nach vorne geführte Furchen in die untere Nasenmuschel gelegt werden oder durch submuköse galvanokaustische Verätzung Narben zustande gebracht werden, welche Teile der Nasenschleimhaut zur Schrumpfung führen.

Was die Behandlung chronischer Nebenhöhlenentzündung anbelangt, sei gesagt, daß sie sich in einer Anzahl von Fällen mit der Therapie der akuten Nebenhöhlenentzündung (Seite 22) deckt. So werden chronische Eiterungen der Kieferhöhle durch wiederholt ausgeführte Spülungen vom mittleren Nasengange oder durch Punktionen behandelt, wobei verschiedene desinfizierende Flüssigkeiten in die Kieferhöhle geleitet werden (Wasserstoffsuperoxyd, Preglsche Lösung, Kalium chloricum, Antivirus verschiedener Form). In letzter Zeit haben wir uns auch wiederholt der „Mucidanohrspülung", welche aus Formaldehyd, Kamillenöl und Kaliumsulfocyanat besteht, mit gutem Erfolge bei Nebenhöhlenentzündung bedient.

Von besonderer Wichtigkeit bei der Behandlung chronischer Nebenhöhlenentzündungen ist die operative Entfernung aller die Abflußbedingungen erschwerenden Schleimhautschwellungen, Verdickungen, Granulationsbildungen und Polypen. So müssen bei chronischer Siebbein- oder Stirnhöhlenentzündung, die im mittleren Nasengang gelegenen Polypen und Verdickungen der Schleimhäute entfernt werden, das vordere Ende der mittleren Nasenmuschel oder mindestens ein Teil davon, welcher lateral anliegend den Ductus nasofrontalis blockiert, zur Resektion kommen oder zumindest medialwärts gegen das Septum abgedrängt werden, wodurch eine Lüftung des Stirnhöhlenausganges zustande kommt.

In vielen Fällen chronischer Entzündung werden diese Maßnahmen genügen und die Belästigungen des Patienten auf ein Minimum zu reduzieren sein. In allen jenen Fällen aber, in welchen starke, anhaltende Kopfschmerzen bei stark positivem Röntgenbild vorhanden sind oder die eiterige Sekretion besonders stark ist und durch die konservativen Maßnahmen nicht zur Reduktion gebracht wird, in jenen Fällen auch, in welchen infolge der sehr starken Eiterbildung Allgemeinerscheinungen, Temperaturen, Magen- oder Darmbeschwerden oder sonstige Symptome von Eiterretention und Eiterresorption zustande kommen, muß man an die radikale Beseitigung des Empyems denken. Hiebei liegt die Frage bei der Kieferhöhlenerkrankung etwas anders als bei der Stirnhöhlen- und der Siebbeinzelleneiterung.

Da die Kieferhöhlenradikaloperation keinerlei Gefahr in sich birgt, auch keinerlei kosmetischer Defekt zu befürchten ist, man vielmehr annehmen darf, daß der Patient nach diesem Eingriffe innerhalb kurzer Zeit vollkommen zur Genesung gelangt, kann man bei chronischer Eiterung der Kieferhöhle ruhigen Herzens den Rat zur Radikaloperation geben. Sie besteht in der Eröffnung der Kieferhöhle von der Fossa canina aus, was auch schmerzlos in Lokalanaesthesie gemacht werden kann, in gründlicher Ausräumung des Antrums und in Bildung einer Kommunikation in die Nase, wodurch eine Fistelbildung im Caninagebiet verhütet wird. Es würde hier zu weit führen, über die verschiedenen Modifikationen dieses Eingriffes zu berichten, doch ist diese Operation als die typische bei isolierten Kieferhöhleneiterungen zu bezeichnen. In einer Anzahl von Fällen wird es genügen, nach Resektion des vorderen Endes der unteren Nasenmuschel oder Abdrängung dieser Partie gegen die Nasenscheidewand ein etwas breiteres Loch in der medialen Kieferhöhlenwand anzubringen und auf diese Weise eine gute Drainage und gute Spülmöglichkeit zu schaffen. Die alte Cowpersche Operation von der Zahnalveole aus kommt für alte Leute deswegen mehr in Betracht, weil bei ihnen infolge der Atrophie des Knochens von der Alveole leicht in die Kieferhöhle eingedrungen werden kann und sich ein Stift in die Prothese unschwer einfügt. Das Unangenehme bei diesem Eingriffe besteht in der Herstellung einer Kommunikation zwischen Kiefer- und Mundhöhle, weshalb dieser Eingriff nur mehr relativ selten ausgeführt wird.

Auch die vor ein bis zwei Jahrzehnten viel mehr ausgeführte Radikaloperation der Stirnhöhle wird, wenn auch die Rhinologen im allgemeinen konservativer geworden sind, noch immer unter gewissen Umständen ihre Indikation finden. Doch sei bemerkt, daß man annehmen kann, daß viele Fälle chronischer hartnäckiger Stirnhöhleneiterungen, seit man die Zugängigkeit zu der Stirnhöhle von der Nase her in besonderer Weise zu erweitern gelernt hat, seit durch die Hallesche und ähnliche Operationen ein Einblick in das Stirnhöhlengebiet von der Nase her leicht und mühelos ermöglicht wurde und das Offenhalten der Kommunikation in gewissen Fällen mit guten anatomischen Verhältnissen nicht schwierig ist, den Großteil ihrer belästigenden Symptome durch diese Maßnahmen verlieren. Die Fälle chronischer Stirnhöhleneiterung mit schweren akuten Exazerbationen, sowie jene, welche diesen endonasalen Maßnahmen trotzen, sollen mit entsprechender Vorsicht von außen angegangen werden. Die Wahl der Operationsmethode hängt von der Größe der Stirnhöhle und von ihren anatomischen Sonderheiten ab. Für kleine in Betracht kommende Stirnhöhlen, welche nicht wesentlich über das Gebiet des inneren Augenbrauenwinkels hinausragen, wird die Riedelsche Operation am Platze sein, welche die vordere und die untere Wand der Stirnhöhle entfernt und sie breit zur Verödung zu bringen sucht, während für Fälle besonders großer und weit nach außen und hinten reichender Stirnhöhlen die Killiansche Radikaloperation am Platze sein wird, welche die vordere und die untere Wand der Stirnhöhle sowie den Processus nasalis des Kieferknochens beseitigt, jedoch zwecks besseren kosmetischen Resultates die hinter der Braue gelegene sogenannte supraorbitale Spange stehen läßt. Im allgemeinen sei gesagt, daß auch diese Eingriffe bei entsprechender Vorsicht und guter Technik kein wesentliches Gefahrenmoment in sich schließen und infolgedessen bei Fällen renitenter Eiterung, bei welcher die endonasalen Eingriffe vergeblich waren, empfohlen werden müssen.

Die Behandlung der Siebbein- und der Keilbeinhöhleneiterung besteht gleichfalls in Eröffnung der betreffenden Höhlen und dadurch Schaffung günstiger Abflußbedingungen. So muß man bei lateral stark anliegender mittlerer Nasenmuschel durch Abdrängung dieser Muschel gegen das Septum oder Resektion des vorderen Endes die Siebbeinzellen freilegen und dann Zelle auf Zelle eröffnen, um den Eiter zum Abflusse zu bringen und die etwa vorhandenen Granulationen aus den Zellen zu entfernen. Da sich die Erkrankung des vorderen Siebbeines zumeist mit der Erkrankung der Stirnhöhle kombiniert, müssen die beiden Höhlen gleichzeitig behandelt werden. Während das konservative endonasale Verfahren, das eben in Wegnahme des vorderen Endes der mittleren Nasenmuschel und Eröffnung der Zellen sowie Erweiterung des Stirnhöhlennasenganges besteht, bei den meisten Fällen zum Ziele führt, muß bei den chronisch hartnäckigen Fällen, wie früher erwähnt, ein radikales extranasales Verfahren einsetzen, das gleichfalls Stirnhöhle und Siebbeinzellen gleichzeitig reinigt und radikal ausräumt. Was für die Behandlung des vorderen Siebbeines das vordere Ende der mittleren Nasenmuschel bedeutet, ist für das hintere Siebbein und die Keilbeinhöhle das hintere Ende der mittleren Nasenmuschel, das in gewissen Fällen stärkerer Eiterung, zwecks besserer Abflußschaffung, reseziert werden muß. In manchen Fällen genügt es, die mittlere Nasenmuschel mittels langen Nasenspekulums vom Septum abzudrängen und auf diese Weise den zwischen der mittleren Nasenmuschel und Nasenscheidewand gelegenen Spalt (fissura olfactoria) zu erweitern, wodurch manchmal die Öffnung der Keilbeinhöhle leichter sondierbar erscheint. Bei chronischen Prozessen in diesem Bereiche werden die hinteren Siebbeinzellen mittels Häkchen (Hajek) und Conchotom (Grünwald) eröffnet, mittels Stanzen erweitert und gründlich exkochleiert. Gute chirurgische Technik in diesem Gebiete erfordert selbstverständlich Beherrschung der topographischen Anatomie und vorsichtigste Arbeit, um gefährlichen Komplikationen entsprechend vorzubeugen. (Siehe Abbildung 6.)

Die atrophische Form des Schnupfens.

In einer Anzahl von Fällen geht im Laufe der Jahre die chronisch-hypertrophische Form mit starker eitriger Sekretbildung in die atrophische Form der Schleimhauterkrankung über; doch gibt es auch Formen von angeborener oder zu Zeiten der Kindheit zustande gekommener Atrophie der Nasenschleimhaut, welche unter dem Bilde eines chronischen Schnupfens verläuft und in die Gruppe der Ozaena ihre Einreihung findet. Ohne daß wir uns hier in die verschiedensten Theorien der Entstehung der Rhinitis atrophica und der Ozaena einlassen wollen, sei kurzweg betont, daß diese Erkrankung in vielen Fällen familiär ist und durch lange Jahre allmählich zur Entwicklung kommt, ohne wie die Ozaena luetica aetiologisch mit der Syphilis irgendwelche Beziehungen zu haben. Auch die von Grünwald betonte Herdtheorie (Eiterherd in einer Nebenhöhle), welche auf den innigen Zusammenhang zwischen Ozaena und Nebenhöhleneiterung hinweist, behält nur für gewisse Fälle ihre Richtigkeit; ebenso hat die Perezsche Auffassung von der bakteriellen Genese der Ozaena, welche den Coccobacillus foetidus als häufigen Befund bei dieser Erkrankung mit ihrer Entstehung in Verbindung bringt, nicht allseits Zustimmung gefunden. In vielen Fällen vorgeschrittener Ozaena ist dieser Bacillus nicht mehr zu finden, wohl aber andere Bakterien, ohne daß diese aetiologisch mit der Schrumpfnase sicheren Zusammenhang haben. Aus diesen kurzen Andeutungen geht hervor, daß wir über die Genese der atrophischen, mit Borkenbildung einhergehenden Rhinitis eigentlich noch nichts Positives wissen und daß alle Anschauungen über die Aetiologie dieser Affektion mehr oder weniger in den Bereich der Hypothese gehören.

Die Symptome der atrophischen Rhinitis mit oder ohne Borkenbildung der Nase bestehen in Behinderung der Nasenatmung, in Kopfschmerzen, welche in den vorderen Bereich verlegt werden, in besonderer Trockenheit der Nase, des Kehlkopfs und der oberen Luftwege überhaupt und in mehr oder weniger schweren Störungen des Geruchssinnes: in verschiedenen Formen der Anosmie, Hyposmie, Kakosmie und Parosmie. Objektiv läßt sich bei Untersuchung der Nase starke Schleimhautschrumpfung nachweisen, welche manchmal mit leicht polypöser Entartung der Schleimhaut im oberen Bereiche des Cavums verbunden ist; das Spatium zwischen Nasenscheidewand und unteren Nasenmuschel ist besonders weit und mittendurch kann man die außerordentlich trockene, runzelige, manchmal mit Borken belegte Schleimhaut der hinteren Pharynxwand wahrnehmen. Die trokkenen, mehr oder weniger übelriechenden, oft den charakteristischen Geruch der Ozaena verbreitenden Borken sitzen an der Nasenscheidewand, an der seitlichen Nasenwand, lagern sich um die geschrumpfte Nasenschleimhaut im unteren und mittleren Nasengang an und sind mehr oder weniger leicht, manchmal nur blutig zu entfernen. In nicht wenigen Fällen ist auch das Äußere der Nase durch diesen chronisch-entzündlichen Prozeß verändert und eine Sattelnase mehr oder minder hohen Grades zu finden.

Es handelt sich bei dieser Erkrankung um eine chronische Entzündung der Nasenschleimhaut mit Umwandlung des normalen Flimmerepithels in Pflasterepithel, Knochenresorption und Hyperplasie des Periostes. Da die Borkenbildung den Patienten besonders belästigt und in vielen Fällen das Sekret den charakteristischen Ozaenageruch aufweist, sind solche Patienten gesellschaftlich schwer geschädigt und mit Rücksicht auf die in besonders hartnäckigen Fällen nicht selten aussichtslosen therapeutischen Versuche in hohem Maße bedauernswert. In Hinblick darauf seien im Nachfolgenden die verschiedenen Behandlungsmaßnahmen etwas genauer besprochen, um im gegebenen Falle durch Anführung der verschiedensten Wege entsprechende Hilfe bringen zu können.

Bei der Therapie der Rhinitis atrophicans (Ozaena) sei zunächst auf die altkonservativen Maßnahmen verwiesen, welche in Spülungen der Nase mit den verschiedensten Desinfizientien und Reizflüssigkeiten bestanden. So kann man die Nasenspülung bei Ozaena mit physiologischer Kochsalzlösung, mit 1—3%iger Borsäurelösung, mit Salz-Sodalösungen, mit ½%igem Alsol und ähnl. vornehmen. Zudem wird die Nasenschleimhaut mit verschiedenen Flüssigkeiten gepinselt; so verwendet man Jodglyzerin (Jodi puri 0.1, Kalii jod. 1.0, Glycerini 10.0) oder die Mandlsche oder die Lugolsche Lösung, in neuerer Zeit wird die Mucidanbehandlung bei trockenen Katarrhen der Nase und des Rachens besonders befürwortet, ebenso ist ein Gemenge von Pepsin mit Borsäure, das unter dem Namen Ozaenan in den Handel gekommen ist, als Pulver oder in Lösung als Spray nicht selten von guter Wirkung. Die sogenannte Gottsteinsche Tamponade bei der Borkenbildung von Ozaena besteht in Einlagen trockener Watte in den Bereich des mittleren Nasenganges oder an das Tuberculum septi, doch können diese Tampons auch mit einer Mischung weißer Präzipitalsalbe mit Paraffin und Vaselin getränkt werden (Hydrarg. praecip. alb. 0.2, Paraffin. liquid. 10.0, Vaselin. flav. 30.0).

Die sonstigen therapeutischen Versuche bei der Ozaena können in folgende Gruppen gegliedert werden: Chirurgische Behandlung, antibakterielle Versuche, pharmakologische Maßnahmen, physikalische Therapie und Lichtbeeinflussung, endlich endokrine Therapie.

Die chirurgische Behandlung zeigt auf der einen Seite das Bestreben, die Nase, welche viel zu weit ist, auf irgend welche Weise einzuengen, auf der anderen Seite eine Berieselung oder Bespeichelung der trockenen Nasenschleimhaut zu erzielen. Aus der Beobachtung heraus, daß bei Ozaena-Nasen jene Nasenhälfte, welche über eine konvexe Nasenscheidewand verfügt, den Patienten weniger Beschwerden verursacht als jene, welche infolge der Konkavität des Septums durch exzessive Weite ausgezeichnet ist, hat man die Nasenscheidewand durch die verschiedensten Methoden konvex zu gestalten versucht. So vor allem durch Einlagerung eines Paraffindepots in die Schleimhaut der Scheidewand, um auf diese Weise eine hügelige oder bergige Vorwölbung im septalen Gebiete und so eine Nasenverengung zu erzeugen. Aber auch anderes Material, wie Elfenbein, Tibiaknochen wurde eingelegt. Ich habe versucht, durch Anpflanzung exstirpierter Muschelhypertrophien an die aufgefrischte untere Nasenmuschel neues Lebendmaterial an die geschrumpfte Schleimhaut anzufügen und auf diese Weise gleichfalls eine Verengerung herbeizuführen. Halle und andere Autoren haben durch Annäherung der lateralen Nasenwand an die Scheidewand eine Verkleinerung des Nasenlumens zu erreichen getrachtet. Auch an die künstliche Synechie zwischen Seitenwand und Septum wäre zu denken. Man hat auch versucht, durch Überleitung des Ductus stenonianus in das Kieferhöhlengebiet eine Berieselung der Nasenschleimhaut und eine Befeuchtung und Belebung der atrophisierenden Schleimhautpartien zu erzielen. Die operativen Versuche einer Verengung der Nase weisen noch die besten Erfolge auf.

Die antibakterielle Behandlung der Ozaena geht von der Auffassung aus, daß die Krankheit bakteriellen Ursprungs ist; so wurde vor etlichen Jahren die Vakzination der Ozaena mit einer aus dem Coccobacillus foetidus hergestellten Vakzine von Hofer-Kofler eingeführt, wobei die Autoren schon a priori erklärten, daß man durch diese Vakzination besonders in den vorgeschrittenen Fällen, bei welchen die Schleimhaut bereits schweren Veränderungen unterlegen ist, nur therapeutische Teilresultate erzielen könne. — Auch mit der Injektion unspezifischen Eiweißes hat man manchmal gute Reaktionen erzielt, mit Milchinjektionen, Pferdeserum und anderen in die Gruppe der Proteinkörpertherapie gehörigen Mitteln Besserungen wahrgenommen, so daß von mancher Seite die Spezifität der mit der Vakzine erreichten Resultate starke Anzweiflung fand; im letzten Jahre habe ich auch durch Einreibung der Nasenschleimhaut mit der Löwensteinschen Diphtherietoxin-Antitoxinsalbe in manchen Fällen auffallende Besserungen erzielt, namentlich was Borkenbildung und Foetor der Ozaenanase betraf.

In den Bereich der pharmakologischen Behandlung gehören Spülungen und Pinselungen mit verschiedenen antibakteriellen und die Schleimhaut reizenden Mitteln. Von dem Gedanken ausgehend, daß Scharlachrot die Epithelbildung anregt, und zwar zu einer starken Proliferation der Deckzellen führt, habe ich nach entsprechendem Curettement der Nasenschleimhaut Scharlachrot in die aufgelockerte Schleimhaut eingepinselt, wobei gleichfalls in einer Anzahl von Fällen eine Besserung eintrat. In letzterer Zeit wurde das Mucidan (Rhenania), welches als wirksamen Bestandteil Rhodanalkalium enthält, infolge seiner stark schleimlösenden und Beläge lockernden Wirkung bei atrophischer Rhinitis mit gutem Erfolge versucht, wobei die Spraybehandlung mit Mucidaninhalierlösungen dem innerlichen Gebrauch von Mucidantabletten vorgezogen wird. Borkenlösend wirkt auch Pepsin und Versuche mit einer 10%igen wässerigen Glykose haben gleichfalls eine Aufweichung der Borken ergeben. Ebenso hat auch die Autohaemotherapie bei Ozaena manchmal Erfolg, wobei 10 Gramm Blut der Armvene des Kranken jeweils entnommen und intramuskulär einige Monate hindurch jede Woche zur Injektion kommen.

Alle möglichen physikalisch-therapeutischen Versuche — Sonne, Höhensonne, rotes Licht, violettes Licht, Röntgen, Radium, Diathermie — wurden bei Ozaena ebenfalls angewendet (mit zweifelhaften Erfolgen). Heermann in Essen hat eine einfache Form von Saugbehandlung beschrieben und teilt mit, daß diese Methode von günstiger Wirkung sei (Seite 24).

Die endokrino-sympathische Theorie, welche dem Ganglion sphenopalatinum eine trophische Rolle bei der Entstehung der Ozaena zuweist und in der allgemeinen Schwäche des vegetativen Nervensystems eine Ursache dieser Erkrankung sieht, sowie aus der Hypotonie der sympathischen Komponente die Ozaena ableitet, hat zum Versuche der Beeinflussung dieser Momente geführt und durch Durchschneidung des periarteriellen Sympathikus eine stärkere Durchfeuchtung des trockenen Gewebes zu erzielen gesucht, ebenso getrachtet, durch Einwirkung ultravioletten Lichtes und Röntgenstrahlen auf das Ganglion sphenopalatinum eine Wirkung auszulösen oder durch Durchtrennung des die Carotis externa begleitenden Sympathikus den Prozeß günstig zu beeinflussen.

Der vasomotorische Schnupfen.

Diese Erkrankung findet sich insbesondere bei entsprechend nervös disponierten Individuen und ist manchmal nur ein Symptom einer allgemein gesteigerten Reflexerregbarkeit, welche mit dem labilen Gleichgewichte des Vagus oder des Sympathikus parallel läuft. Fälle spezifischer Idiosynkrasie, von Erythema multiforme exudativum, von Urtikaria, von spastischer Obstipation, von Dysmenorrhoea membranacea, von Darmatonie u. ä. finden sich nicht so selten mit dieser Nasenerkrankung vergesellschaftet. Daß schließlich auch Ernährungseinflüsse für die Genese der vasomotorischen Rhinitis als entscheidend bezeichnet worden sind, geht aus neueren Arbeiten von Glasscheib hervor, welcher diese Erkrankung als Alkalose bezeichnet und betont, daß zwischen der Rhinitis vasomotoria sympathikotonica oder der alimentären Rhinitis und der Rhinitis vasomotoria vagotonica oder der allergischen Rhinitis vasomotoria zu unterscheiden sei.

Die Beschwerden, über welche die Patienten mit dieser Erkrankung klagen, sind manchmal größer als jene, die bei subakuten oder chronischen Hypertrophien oder Atrophien der Schleimhaut der Nase gefunden werden, und bestehen in Verstopftsein der Nase, in mehr minder starker Anschwellung der Schleimhäute, manchmal auffallender Trockenheit, manchmal besonders starker wässeriger Sekretion, in Reizzuständen bis in den Epipharynx hinein, sowie in den verschiedensten Sensibilitätsänderungen der überempfindlichen Schleimhaut. In einer großen Anzahl von Fällen ist es die stark ausgebildete Hydrorrhoea nasalis, welche den Patienten außerordentlich belästigt. Interessant ist die auf Grund der Fröhlichschen Untersuchung von H. Sternberg gegebene Hypothese, daß auch Änderungen im Wasserhaushalt der Schleimhaut beim Entstehen der Rhinitis vasomotoria eine gewisse Rolle spielen, indem in gewissen Fällen die Permeabilität der Gefäßwände erhöht erscheint, in anderen eine Verminderung in der Gewebsdurchlässigkeit für den Flüssigkeitsaustritt an die Oberfläche der Schleimhaut eintritt; er nimmt an, daß die normalen Schwankungen der Gewebsquellung und Gewebs-Entquellung, der verminderten und vermehrten Sekretion in diesen Fällen über die Grenze hinausgeht. Manchmal sind es akut wirkende Reize, welche eine besonders erhöhte Sekretion der Schleimhaut provozieren und in diesen Fällen muß man außer der gewiß vorhandenen Konstitutionsanomalie des betreffenden Organismus auch noch gewisse allergische Momente, das ist eine erhöhte Empfindlichkeit gegen diese bestimmten Reize, als Ursache der Erkrankung annehmen, wodurch das Bild der vasomotorischen Rhinitis mit dem der später zu besprechenden Heufiebererkrankung große Ähnlichkeit hat.

Die rhinologische Untersuchung ergibt in solchen Fällen zumeist ziemlich negativen Befund; nur leichte Schwellungen der

Nasenmuschel, welche manchmal anaemisch sind, manchmal leicht blaurote Färbung zeigen, weisen auf gewisse Veränderungen hin; doch finden sich in diesen Fällen fast niemals polypös entartete Schleimhautpartien oder papilläre Hypertrophien der hinteren Muschelenden; kurzum, es besteht ein gewisses Mißverhältnis zwischen der Schwere der Erscheinung und dem objektiven Befund. Glasscheib hat darauf hingewiesen, daß die beiden von ihm beschriebenen Formen sich dadurch voneinander unterscheiden, daß die alimentäre Rhinitis blasse oedematöse Muscheln zeigt, welche schlecht auf Ephetonin und Adrenalin reagieren, während die allergische Form auf Ephetonin reagiert und sich durch Adrenalinspray kupieren läßt und durch fleischrot gefärbte Muscheln charakterisiert sei, Beobachtungen, welche ich allerdings durch Nachprüfung nicht bestätigen konnte.

Der praktische Arzt wird gewiß in jenen Fällen, in welchen der Patient über abundante, wässerige Sekretion aus der Nase klagt, ohne in der Atmung wesentlich gestört zu sein, bei Mangel eitriger Sekretion und jenes Symptomenkomplexes, der auf eine Nebenhöhlenerkrankung hinweist, also bei mehr weniger negativem rhinoskopischem Befunde, mit Recht die Wahrscheinlichkeitsdiagnose einer vasomotorischen Rhinitis machen. Nicht selten gelingt es, eine solche Hydrorrhoe künstlich dadurch auszulösen, daß man nach Kokainisierung der unteren oder mittleren Nasenmuschel oder Kokainisierung des Tuberculum septi gegenüber dem vorderen Ende der mittleren Nasenmuschel Ätzungen mit Trichloressigsäure oder dem Galvanokauter macht, welcher Versuch die Diagnose erhärtet, andererseits aber auch nach Ablauf der akuten Reaktion eine wesentliche Besserung zu erzielen vermag.

Ebenso wie die Genese der vasomotorischen Rhinitis in der verschiedensten Weise gedeutet wurde, sind auch entsprechend den verschiedenen Auffassungen die therapeutischen Versuche, die vasomotorische Rhinitis zu beeinflussen, die verschiedensten. So wurden Alkoholinjektionen in das Gebiet des Nervus ethmoidalis und naso-palatinus gemacht und waren von gutem Erfolge begleitet. Andere Autoren haben Alkohol in das Ganglion sphenopalatinum eingespritzt oder Injektionen in das Septum gemacht und gleichfalls über Heilerfolge berichtet. Das alte Mittel Jodtinktur in Tropfen bei mit sehr starker Sekretion einhergehenden Schnupfen intern zu verwenden, wurde von Sternberg wieder aufgegriffen, um die Gewebsquellung und Durchlässigkeit zu regulieren. Jene Jodnatriumlösungen, welche ihm die besten Erfolge ergaben, zeigten einen Gehalt von einigen Hundertstel Milligramm freien Jods in 1 Kubikzentimeter und sind von der Firma Chemosan unter dem Namen Rhinostop in den Handel gebracht worden. Durch subkutane Injektion dieser Mittel mit der minimalen Menge freiwerdenden Jods werden bei vasomotorischer Rhinitis günstige Erfolge erzielt, sowohl die erhöhte Sekretion als auch die rhinogenen vasomotorischen Kopfschmerzen können darauf schwinden. In einer Anzahl von Fällen wird rationellerweise eine 14tägige orale Peptontherapie (dreimal täglich eine Messerspitze Pepton eine halbe Stunde vor den Mahlzeiten) eingeschoben, um die Patienten für weitere Jodinjektionen zu sensibilisieren. Bei Auffassung gewisser Formen dieser Erkrankung als alimentäre erscheint das Darreichen von Vigantol oder Ergosterin günstig und wird mit kleinen Joddosen rationellerweise kombiniert. Daß vasomotorischer Schnupfen auch manchmal mit Magen- und Darmerkrankungen zusammenhängt, sowie mit Fällen chronischer Eiterung der Tonsillen oder der Nebenhöhlen, welche durch ihre Sekretion die Sensibilisierung der Schleimhäute vorbereiten, scheint durch die Erfolge bestätigt, welche nach Eliminierung dieser Krankheiten (Tonsillektomie etc.) zur Beobachtung kamen, wenn auch bei solchen Fällen neurovasomotorische und exsudative Veränderungen das Auftreten dieser Sekundärerkrankung begünstigen. Auch kleine Dosen Atropin mit Papaverin oder Dionin gemischt, erweisen sich bei Erkrankungen mit hochgradigem Reizzustand der Schleimhaut als günstig; so hat Wassermann folgende Mischungen angegeben, die sich in gewissen Fällen von guter therapeutischer Wirkung erwiesen haben: Atropin sulf. 0.00015, Dionin 0.015, F. l. a. pil., Tal. pil. Nr. XXX; D. S. 4- bis 6mal täglich 1 Pille zu nehmen. Eumydrin 0.1, Papaverin 2.0, Mass. pil. 8.0, M. f. pillul. Nr. C; D. S. 4—6mal täglich 1 Pille zu nehmen.

Aber auch eine rhinologische Behandlung hat in einer nicht geringen Anzahl von Fällen gute Erfolge gezeitigt. Gerade der vasomotorische Schnupfen reagiert ganz besonders gut auf galvanokaustische Behandlung der Schleimhaut, insbesondere der unteren Nasenmuschel (Galvanokaustik der mittleren Nasenmuschel ist mit Rücksicht auf die Gefahrenmomente im kollateralen Gebiete unbedingt zu unterlassen). Nach entsprechender Abkokainisierung der Schleimhaut der unteren Nasenmuschel werden von hinten nach vorne 2—3 parallel verlaufende galvanokaustische Ätzungen gesetzt, welche zuerst zu einer ziemlich starken Reaktion und Schwellung der Schleimhaut führen, dann aber eine Schrumpfung der Schleimhaut zur Folge haben, bei der die starke Hydrorrhoea nasalis schließlich sistiert. Man kann auch die galvanokaustische Brennung subperiostal im Gebiete der unteren Nasenmuschel vornehmen, um durch diesen Eingriff eine Schrumpfung oder Narbenbildung im Periostgebiet zu provozieren, welche gleichfalls den Prozeß günstig zu beeinflussen vermag. Aber auch die Vibrationsmassage und die von Michael Braun angegebene Handmassage der überempfindlichen Schleimhaut hat in diesen Fällen vasomotorischer Erkrankung nicht selten Gutes geleistet.

Schließlich kommt wie bei allen Erkrankungen exsudativer Diathese und vagotonischer Form jegliche Art von Kalkbehandlung, beispielsweise Calcium lacticum, Calcium chloratum, Calcium Sandoz, Afenilinjektionen in Betracht, sowie das Ephetonin und das Ephedrin in Form von Salben, Augentropfen und innerer Darreichung. Gerade das Ephetonin wird in Fällen chronischen Reizzustandes des parasympathischen Nervensystems dadurch wirken, daß es eine Erregung des Sympathikus bedingt und eine rasche, aber lang anhaltende Abschwellung der Gefäße verursacht.

I. Calcium Sandoz.
1 gehäufter Kaffeelöffel 3mal täglich
oder
1 Ampulle zu 10 Kubikzentimetern (= 10%ige Lösung) alle 2—3 Tage ad injectionem.

II. Afenil intravenös (Kalciumchlorid plus Harnstoff) 10 Kubikzentimeter-Ampullen einer 10%igen wässerigen Lösung.

III. Ephedrin (das Alkaloid aus Ephedra vulgaris)
Tabletten zu 0.05, bei längerer Behandlung $^1/_4$—$^1/_2$ Tablette mehrmals im Tage
oder
Ampullen zu 0.05 Ephedrin in 1 Kubikzentimeter Flüssigkeit.

IV. Scopolamin-Ephedrin (Merck) in Ampullen; die Ampulle enthält 0.001 Scopolamin. hydrobrom. und 0.025 Ephedrin hydrochlor. in einem Kubikzentimeter.

V. Ephetonin, ein synthetischer Körper mit den Wirkungen des Ephedrins.
Tabletten zu 0.05 und Ampullen mit 0.05.

Rp. Ephetonin 0.3, Glycerini, Aq. destillat. aa 5.0; zur Inhalation.

Ephetonin 0.05, Ol. cacao 2.0; M. f. supposit. Tal. dos. No. X. D. S. Zäpfchen.

Der Heuschnupfen.

Der Heuschnupfen ist der Rhinitis vasomotoria verwandt und in die Gruppe der allergischen Erkrankungen einzureihen. Er ist eine Überempfindlichkeitskrankheit im Sinne Pirquets, welche gleichfalls in ihrer Ätiologie der Urtikaria, den vasomotorischen Störungen, der Darmatonie, dem allergischen Asthma und anderen Erkrankungen allergischer oder idiosynkratischer Form nahesteht. Es gibt besondere asthmogene Substanzen, welche bei gewissen entsprechend disponierten Individuen entweder gleich oder bei Summation der Reize Erkrankungsformen auszulösen vermögen, die sich als Heufieber dokumentieren. Die verschiedenen hiebei in Betracht kommenden Momente werden als Anaphylaxie, Allergie, Idiosynkrasie, Überempfindlichkeitszustände, toxische Idiopathien bezeichnet, wenngleich außer diesem allergischen Zustand von den meisten Autoren noch eine konstitutionelle Disposition für das Zustandekommen der Erkrankung verantwortlich gemacht wird.

Es gibt eine ganze Anzahl von Pollen, welche bei entsprechend disponierten Individuen die Erscheinungen des Heufiebers hervorzurufen vermögen; Hansen, ein besonders hervorragender Kenner des Heufiebers und der Pollenallergie, hat in seinem Praktikum der allergischen Krankheiten 23 Gramineen angeführt, wobei er aber betont, daß die Zahl dieser Gräser mit dieser Anführung nicht erschöpft erscheint. Die verschiedenen Formen von Straußgräsern, Knauelgräsern, Kamm- und Ruchgras, sowie Rot- und Wiesenschwingel werden als individuell pathogene Pollen bezeichnet, wobei hervorgehoben werden muß, daß, da der Blütenstaub im allgemeinen durch den Wind auf die Schleimhäute des Patienten gebracht wird, meistens nur leichte Pollen als Krankheitsursache in Frage kommen.

Die Heufieberkrankheit beginnt in unseren Gegenden zumeist im Monat Mai und pflegt 4—6 Wochen anzuhalten. Im Herbste, zur Zeit der Nachblüte, zeigen einzelne Patienten wohl noch Nachschübe, doch erschöpft sich zumeist die Erkrankung in der ersten Frühlingsattacke. In Amerika dauern die Heufiebererkrankungen meistens einige Monate und persistieren auch vielfach während des Sommers. Es ist die Beobachtung interessant, daß gewisse Patienten nur auf gewisse Pollen reagieren, während andere Pollen keinerlei Sensibilisierung ihrer Schleimhäute hervorrufen. Andere Kranke geben an, daß bei ihnen jegliche Form von Gräsern die entsprechende Reaktion hervorruft und ihre Überempfindlichkeit erweist sich generell auf fast sämtliche Pollen.

Die Symptomatologie des Heufiebers ist der der vasomotorischen Rhinitis gleichfalls verwandt: Starke entzündliche Reizung der Schleimhaut des Auges, der Nase und der oberen Luftwege mit erhöhter wässeriger Sekretion, starke Schleimhautanschwellung im Gebiete der unteren Nasenmuschel, Parästhesien und Kitzeln im hinteren Bereiche der Nase choanalwärts bis in den Pharynx hinein, wiederholte Nießkrämpfe, Attacken erhöhter Sekretion, Überempfindlichkeit gegen Licht und deutliche asthmatische Zustände. Wenn auch bei einzelnen Fällen nicht alle Symptome wahrgenommen werden, so gibt es doch schwere Erkrankungen, bei welchen die Attacke den Patienten ganz besondere Beschwerde verursacht. Bei milderen Formen findet sich zum Beispiel nur wie bei vasomotorischer Rhinitis die erhöhte wässerige Absonderung, gesteigerter Nießreflex und Nasenjuckreiz, ohne daß die Schleimhaut des Auges betroffen wäre oder asthmatische Anfälle zur Beobachtung kommen.

Storm van Leeuwen hat 40 Extrakte angegeben, welche der Diagnose des allergischen Asthmas dienen sollen, Klewitz berichtet über 100 Allergenextrakte behufs diagnostischer Impfung. Durch Kutan- oder durch Intrakutanimpfung sollen jene Pollen festgestellt werden, für welche eine Überempfindlichkeit des Patienten besteht. Um eine leichtere Durchimpfung zu ermöglichen, hat Klewitz vier Gruppenmischungen hergestellt, wobei der erste Extrakt „Na“ die Auszüge der pflanzlichen Nahrungsmittel enthält, der zweite Extrakt „Nb“ die der tierischen Nahrungsmittel, der dritte Extrakt „P“ Pflanzen und Pflanzenpollen, schließlich der vierte Extrakt „T“ Tierhaare, Tierschuppen, Federn u. a. aufweist. Die kutane Impfung wird in der Weise ausgeführt, daß in einen Hautritzer ein Tropfen des Extraktgemisches gebracht und verrieben wird, wobei man sich einer physiologischen Kochsalzlösung in einem zweiten Hautritzer als Kontrolle bedient. Die Ablesung hat nach etwa einer halben Stunde zu erfolgen. Man bedient sich hiebei am besten zunächst einer Konzentration von 1 : 50.000 und geht hierauf zu einer solchen zu 1 : 5000 über usw. Tritt im Verlaufe der ersten halben Stunde deutliche Quaddelbildung mit rotem Hof auf, so ist die Überempfindlichkeit des entsprechenden Individuums für den betreffenden Extrakt erwiesen. Diese kutane Impfung ist der intrakutanen Form vorzuziehen, bei welcher $^1/_{10}$ Kubikzentimeter des Impfstoffes intrakutan eingespritzt wird (hiebei muß man so vorsichtig sein, daß man nicht in ein Gefäß injiziert, da sonst allgemein-toxische Erscheinungen auftreten könnten). Hat man nun durch die diagnostischen Impfungen die Überempfindlichkeit für eine bestimmte Pollenart erkannt, so kann die Therapie mit der sogenannten aktiven Desensibilisierung einsetzen.

Während Freeman und Wolff-Eisner, sowie die amerikanischen Schulen diese aktive Desensibilisierung für die Methode der Wahl halten, welche in einer gewissen Anzahl von Fällen zum Ziele führt, scheint von manchen Autoren noch die alte passive Behandlung (Pollantin, Dunbarsches Serum, Pollenvakzine) geübt zu werden.

Auf Grund meiner Erfahrungen kann ich das Heufiebertoxin Nr. 312 (Brunnengräber in Rostock) bestens empfehlen, welches gleichfalls zu einer aktiven Immunisierung durch Pollengift dient, wobei aber die verschiedenen Unreinheiten, wie ätherische Öle, Fette, Wachse usw. auf biologischem Wege entfernt wurden, so daß nur das eigentliche immunisierende Prinzip zurückbleibt. Man beginnt bei dieser Behandlung mit der subkutanen Impfung von 1 : 1,000.000 (Ampulle I), eine Woche später wird Ampulle II genommen (Stärke 1 : 500.000), wieder eine Woche später Ampulle III (1 : 200.000); usw. bis zur Ampulle VII oder VIII. Die Erfolge dieser Behandlung waren zumeist vorzüglich, doch erscheint es notwendig, jedes Jahr prophylaktisch die aktive Desensibilisierung wieder vorzunehmen. Auch Hansen betont, daß der Zustand der Desensibilisierung nur einige Monate dauert und die Behandlung daher jedes Jahr zu wiederholen ist, wobei er wohl die Frage offen läßt, ob nicht unter Umständen vielleicht doch nach einigen Jahren einmal ein Zustand dauernder Unempfindlichkeit erreicht werden kann.

In neuerer Zeit wird die aktive Desensibilisierung durch das von der I. G. Farbenindustrie A. G. in Leverkuhsen in den Handel gebrachte Helisen vielfach versucht. Zur Diagnose wird das Helisen A angewendet, welches in Kapillarröhrchen in zwei verschiedenen Verdünnungen die Extrakte der bisher in Mitteleuropa bekannt gewordenen Pollenerreger enthält; es ist ein

Karton mit 15 verschiedenen Pollenarten in Lösungen von 1 : 10.000 und 1 : 2000. Mittels einer Lanzette werden (16) Skarifikationen auf Rücken, Arm oder Oberschenkel gesetzt und zunächst diese Ritzer mit der Zehntausendstellösung beträufelt. Auch hier dient eine mit einer physiologischen Kochsalzlösung beschickte Skarifikation zur Kontrolle. Tritt bei dieser Verdünnung keine Quaddelreaktion auf, so wird die konzentriertere Extraktlösung zur Probe verwendet. Jene Pollenextrakte, welche bei dem Patienten charakteristische Quaddelbildungen hervorrufen, werden als für ihn pathogen bezeichnet und zur Behandlung verwendet. Hierauf wird mit kleinsten Dosen Helisen B die entsprechende Desensibilisierung durchgeführt, wobei langsam zunächst alle 2—4 Tage, später alle acht Tage die Injektionen mit dem entsprechenden Allergen vorgenommen werden. Man hüte sich aber vor Überdosierungen oder Injektionen in kleine Blutgefäße, da hiedurch leicht Schockwirkungen oder andere unangenehme Nebenerscheinungen hervorgerufen werden könnten, und verwende im Notfalle die dem Helisen beigelegte Racemephedrinlösung, welche die akuten Reaktionserscheinungen beseitigt. In jenen Fällen, in welchen eine Überempfindlichkeit gegen verschiedene Pollenarten nachgewiesen wird, kann eine Mischspritze dieser Allergene verwendet werden. Es ist immer notwendig, daß die desensibilisierende Behandlung etwa 6—8 Wochen vor Beginn der Heufieberzeit einsetze, damit im Augenblicke der allergischen Disposition des Patienten der erstrebte antiallergische Zustand erreicht sei. Die gerade in der letzten Zeit vielfach geübte Helisenbehandlung hat nach Mitteilung der Autoren in unseren Gegenden zahlreiche günstige Erfolge gezeitigt.

Außer dieser spezifischen Desensibilisierung nach Ermittlung der entsprechenden Pollentoxine wird vielfach auch die unspezifische Desensibilisierung mit verschiedenen Mitteln bei Heufieber versucht und über günstige Erfahrungen diesbezüglich berichtet. Wenn auch Milch, Schwefel und andere Stoffe zur unspezifischen Desensibilisierung herangezogen werden können, so haben sich die meisten therapeutischen Versuche des Tuberkulins und des Peptons zu diesem Zwecke bedient. Ohne auf die Frage des Näheren einzugehen, warum Asthmatiker und Heufieberkranke manchmal auf Tuberkulininjektionen ganz besonders fein reagieren, sei auf die guten Erfolge bei Alttuberkulin-Behandlung hingewiesen. Klewitz verwendet als Anfangsdose 1 Kubikzentimeter einer Verdünnung von 1 : 2,000.000, welche Lösung in der

Pravaz-Spritze frisch hergestellt wird. Tritt keine wesentliche Reaktion auf, so kann eine rasche Steigerung vorgenommen werden, so daß schließlich im Laufe der Behandlung die Höchstdose von 1 Kubikzentimeter einer Verdünnung von 1 : 10.000 erreicht wird, welche dann mehrere Monate in Zwischenräumen von einigen Wochen weitergegeben werden kann. Ebenso bedient man sich des Peptons zur unspezifischen Desensibilisierung, wie das zuerst von dem Amerikaner Auld versucht wurde und später von Storm van Leeuwen und Klewitz auch weiter ausgearbeitet worden ist. Hiebei soll man die intravenöse Behandlung zu vermeiden trachten, weil Eiweiß-Präparate gerade bei überempfindlichen Patienten schwere Erscheinungen hervorrufen können, wenn sie in das Blut gebracht werden. Es ist daher die subkutane oder die intramuskuläre Anwendung des Merckschen Peptons in 5%iger Lösung angezeigt. Anfangsdosis ist 0.2, allmähliche Steigerung in Intervallen von etwa 5 Tagen bis zur Höchstdose von 3—5 Kubikzentimetern; hierauf Weiterverabreichung der Höchstdose durch einige Monate in mehrwöchentlichen Zwischenräumen.

Im Anschlusse hieran sei auch der Eigenblutbehandlung bei den Überempfindlichkeitskrankheiten gedacht, welche darin besteht, daß das der Kubitalvene entnommene Blut oder Blutserum in der Quantität von etwa 10 Kubikzentimetern dem Patienten wieder subkutan einverleibt wird und eine Steigerung bis zu 20 Kubikzentimetern erfolgt.

Réthi hat das Cutivakzin Paul, welches dieser für Rheumatismus, Ischias und Neuralgien als wirksam propagiert, bei Rhinitis nervosa wiederholt versucht. Das Paulsche Cutivakzin enthält das Weleminskysche Tuberkulomucin, das ähnlich dem Alttuberkulin, aber nur milder wirkt, den Saprophytenextrakt von Günther und einen mitigierten Blatternimpfstoff mit geringfügigem Zusatz von klinisch erprobt unschädlichem, sterilem Kochschen Alttuberkulin. Es werden damit in großen Zwischenräumen 5 Impfungen auf dem Arm gemacht, ähnlich der Blatternschutzimpfung, nur auf einem größeren Gebiete. Eine ausführliche Beschreibung liegt jeder Cutivakzin-Lieferung bei. Diesbezügliche Nachprüfungen haben nicht selten günstige Erfolge ergeben und ermutigen zu weiteren Versuchen.

Schließlich gehören die Versuche, die vasomotorische Rhinitis und das Heufieber durch Röntgenstrahlen zu beeinflussen, gleichfalls in das Kapitel der unspezifischen Desensibilisierung, welche von Seite mancher Autoren mit der Tuberkulin- und Peptonbehandlung kombiniert wird.

Eskuchen, der bekannte Allergenforscher, hat aus Wiesengras- und Roggenpollenextrakt eine Pollenmischvakzine hergestellt, welcher gleichfalls ein gewisser therapeutischer Wert zugesprochen wird. Besonders zu bemerken ist, daß alle diese Desensibilisierungen spezifischer und unspezifischer Form zur richtigen Zeit Anwendung finden müssen, und zwar 6—8 Wochen vor Beginn der Heufieberzeit, daß diese Desensibilisierungen nur für eine Periode Geltung haben und daß sie daher jedes Jahr ihre Wiederholung finden müssen, da sie im Augenblicke des Auftretens der akuten Symptome keine Wirkung mehr entfalten. Auch hier ist die prophylaktische Behandlung wichtiger als die Lokal- und Allgemeinbehandlung bei Ausbruch der Erkrankung.

Außer den Desensibilisierungsverfahren wurden noch verschiedene auch bei der vasomotorischen Rhinitis in Anwendung gebrachte therapeutische Maßnahmen versucht. Da bekannt ist, daß sich der Heufieberkranke an gewissen Plätzen, an welchen die Wirksamkeit der Pollentoxine wegfällt, auch zur Heufieberzeit völlig wohl fühlt, z. B. in Helgoland, am Lido, in St. Moritz und in anderen Höhenkurorten, so hat man versucht, die Allergene aus der Luft zu entfernen und es dem Patienten zu ermöglichen, eine allergenfreie Luft einzuatmen. Aus dieser Überlegung hat Storm van Leeuwen die sogenannten allergischen Asthmakammern konstruiert, welche allergenfreie Luft enthalten. Es sind zwei Formen dieser Kammern erhältlich, der Typus I, eine im Schlafzimmer des Patienten eingebaute Metallkammer, welche die Luft entsprechend filtriert zugeleitet erhält, und der Typus II, bei welchem durch Unterkühlung der Luft eine Ausfällung der Allergene statthat. Unter Umständen können auch bei Heufieberkranken diese allergenfreien Kammern gute Resultate zeigen, doch sind zur Genüge Fälle bekannt, in welchen dieselben Erfolge durch Stadtaufenthalt und absolutes Vermeiden ländlicher Spaziergänge erzielt werden.

Schließlich sei noch auf die während der Heufieberattacken anzuwendende medikamentöse Therapie verwiesen. Ebenso wie Brom und Papaverin die Reflexerregbarkeit wesentlich herabsetzen, wirken auch Ephetonin, Ephedrin, Eumydrin, Adrenalinpräparate u. ähnl. besonders günstig. Gerade das Ephetonin wirkt durch Erregung des Sympathikus, als Antidot gegen die erhöhte Spannung des Parasympathikus; es findet sowohl in Form der

Ephetoninaugentropfen, der Ephetoninsalbe als auch der Ephetonintabletten zu 0.05 Anwendung. Jene Patienten, welche auf Adrenalin, Ephetonin oder Ephedrin starke Herzkomplikationen zeigen, nehmen rationellerweise das Ephetonal, eine Amidoverbindung des Ephetonins.

Stockschnupfen.

Außer den chronisch hypertrophischen und atrophischen Formen des Schnupfens gibt es eine Anzahl von Fällen, bei welchen die Patienten die Symptome chronischen Schnupfens aufweisen, ohne daß es sich um chronische Verdickungen oder Schrumpfungen der Nasenschleimhäute handelt: Es ist das eine Form von Pseudoschnupfen, welche durch die verschiedenartigsten Erkrankungen der Innennase hervorgerufen wird. Solche Patienten kommen zu dem Arzte mit der Klage, daß ihre Nase schon längere Zeit vollkommen oder zum Teile verstopft ist; sie beschweren sich darüber, daß sie mit offenem Munde zu atmen genötigt sind, klagen über Austrocknung im Rachen oder in den oberen Luftwegen und haben nicht selten mehr oder weniger starke reflektorisch auftretende Kopfschmerzen; kurzum, es zeigt sich bei ihnen das Bild chronischer Nasenverstopfung, welches sie als Stockschnupfen bezeichnen.

In diesen Fällen wird die vordere Rhinoskopie und die hintere rhinologische Untersuchung die richtige Diagnose ergeben. Es kann sich in solchen Fällen um multiple Polypenbildungen der Nase handeln, um polypoide Degeneration im Gebiete der mittleren Nasenmuschel und der anderen Teile des Siebbeines, um chronisches Empyem des Siebbeines und der Keilbeinhöhle mit sekundär hypertrophischen Anschwellungen der Nasenmuscheln, um Verlegtsein der Choanen durch Atresie, durch einen Choanalpolypen oder durch große adenoide Massen, um eine hochgradige Verkrümmung der Nasenscheidewand, welche zu starker Stenosierung der Nase führt, um Tuberkulose oder tertiärsyphilitische Prozesse im Gebiete der Nasenscheidewand, des Nasenbodens oder der seitlichen Nasenwand, um Nasensteine oder andere Fremdkörper im Innern der Nase, welche zu Eiterbildung und Verlegtsein der Nase führen, und schließlich, was besonders wichtig erscheint, um die verschiedenen Tumorbildungen der Nase, so das Sarkom und Karzinom der Innennase. In allen diesen Fällen werden zumeist dieselben Symptome zu finden sein, welche bei chronischen Hypertrophien und großen hinteren Enden im Gebiete der Nasenmuschel wahrgenommen werden können: Die Erscheinungen der Nasenstenose, sowie die im Gefolge einer solchen Verengerung auftretenden reflektorischen Kopfschmerzen, Neuralgien oder ähnlichen nervösen Reizerscheinungen. Bei den Laien sprechen derartige Erscheinungen für das Vorhandensein eines Stockschnupfens und erst die genaue spezialärztliche Untersuchung wird die Differenzierung der Erkrankung ermöglichen.

Die chronische Erkrankung der Nebenhöhlen der Nase, besonders wenn sie multipel in Form der gleichzeitigen Affektion mehrerer Höhlen auftritt, ist zumeist eine Folge irgend einer akuten Infektionskrankheit (vor allem der Influenza), welche mit einer Affektion der Schleimhaut der oberen Luftwege einhergeht, und ist durch die verschiedenen Methoden unserer Untersuchung, wie Durchleuchtung, Röntgenaufnahme, Stimmgabelversuch, Probepunktion und Probeausspülung genauer zu ermitteln, weil mit der Entfernung der Polypen und polypösen Schwellungen, sowie der chronischen Schleimhautverdickung die Grunderkrankung zumeist nicht beseitigt ist. Es ist vielmehr notwendig, die Nebenhöhlen als solche unter diesen Umständen der Behandlung zuzuführen, um die Ursache der polypösen Schleimhautdegeneration zu beseitigen, denn das fortwährende Abfließen von Eiter erzeugt durch die Reizung immer wieder neue Polypen. In jenen Fällen, in welchen eine Nasenhälfte vollkommen verlegt erscheint und die Rhinoskopia anterior eine große Ansammlung von Schleimmassen konstatiert, welche nur schwer entfernt werden können, muß der Verdacht eines Verlegtseins der hinteren Nasenöffnung wach werden, welcher zumeist durch die Rhinoskopia posterior Bestätigung findet. Die genaue Untersuchung solcher Fälle kann eine membranöse oder Knochenatresie der Choane ergeben, welche für den Patienten unter dem Bilde einer einseitigen Nasenverstopfung einherging.

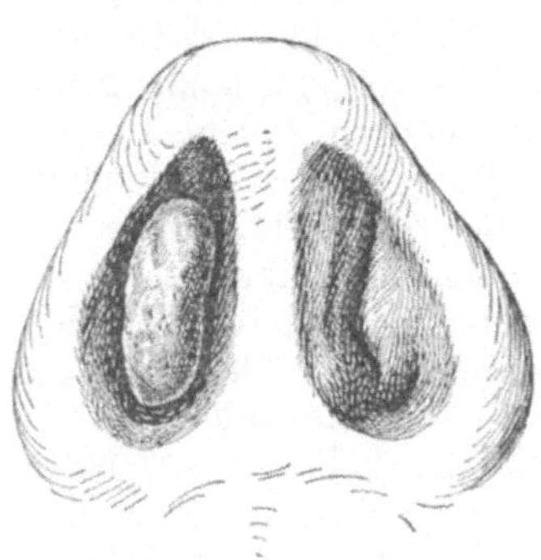

Abbildung 7. Polypen der Nase, in die äußere Nasenöffnung hineinragend.

Die Volksaufklärung, durch populärmedizinische Vorträge

gefördert, hat die Mütter den Stockschnupfen der Kinder zumeist richtig erkennen lassen und zumindest in der Großstadt wird der Arzt mit offenem Mund atmende, stark nasalverstopfte Kinder unter der richtigen Diagnose „große Rachenwucherungen“ zugeführt erhalten. Doch können ähnliche Erscheinungen, wie sie durch eine große Hypertrophie der Rachentonsille hervorgerufen werden, auch auf andere Momente zurückzuführen sein und besonders bei kleinen Kindern ist unter Umständen auf die in die Nase eingeführten Fremdkörper zu verweisen, welche zu völliger Nasenverstopfung und sekundärer Mundatmung Anlaß geben können. Besonders bekannt ist der Versuch mancher kleiner Kinder, die mit großen adenoiden Vegetationen behaftet sind, sich Fremdkörper verschiedenster Form in die Nase einzuführen, und die Kasuistik dieser Fälle hat sehr interessante Befunde ergeben.

Daß auch manchmal bei Erwachsenen seit langer Zeit in der Nasenhöhle liegende Fremdkörper die Erscheinungen eines Stockschnupfens hervorrufen können, dafür haben wir genügend Belege. Es kann nicht genug betont werden, daß nur eine möglichst exakte rhinologische — womöglich auch röntgenologische — Untersuchung die Diagnose der stockschnupfenähnlichen Erkrankungen ermöglicht. Daß manchmal auch sehr große Fremdkörper in der Nase vorhanden sein können und das Bild eines Stockschnupfens darbieten, ohne daß der Kranke eine Ahnung von der Ursache seines Leidens hat, auch dafür sind eine Reihe von Fällen Beweis.

Von besonderer Wichtigkeit ist die richtige Diagnose bei den chronisch entzündlichen Prozessen des Naseninnern: der Tuberkulose und den tertiärsyphilitischen Prozessen der Nase, zu welchen Erkrankungen sich, wenn auch nicht in unseren Gegenden, das Rhinosklerom, die durch den Sklerombazillus hervorgerufene chronische Infektion im Innern und im hinteren Teile der Nase, hinzugesellt. Jeder Rhinolog wird über eine Anzahl von Fällen verfügen, bei welchen ihn der Patient mit der Klage, an Stockschnupfen zu leiden, aufgesucht hat, und die genaue Untersuchung der Nase ergab einen perichondritischen oder periostitischen Prozeß der Nasenscheidewand oder des Nasenbodens mit bereits vorhandener oder in Vorbereitung begriffener Perforation. Während die im vordersten Anteil der knorpeligen Nasenscheidewand zustande kommenden Löcher zumeist harmloser Natur und auf wiederholtes Nasenbluten oder auf vorderes Ekzem des Naseneinganges mit Reizsymptomen zurückzuführen sind, sind die im knöchernen Septumanteil zu findenden Perforationen zumeist syphilitischer Natur. Diese Patienten haben lange Zeit infolge des langsam sich entwickelnden gummösen Entzündungsprozesses keine Luft durch die Nase, während später die Knochennekrose oder die im Gebiete der Perforationsöffnung sich besonders stark ansammelnden, harten Sekretmassen die nasale Atmung unmöglich machen. Bei diesen Prozessen ergibt die Erfahrung die besondere Notwendigkeit baldigster Krankheitserkennung, da durch rechtzeitige entsprechende Maßnahmen, wie starke Joddosen, Neosalvarsanbehandlung, Spirocid (Stovarsol), welches Mittel sich besonders bei den tertiärsyphilitischen Prozessen der Nase und der oberen Luftwege als günstig erweist, die schweren tiefgreifenden und zerstörenden Knochenprozesse verhindert werden können. Aber auch die im vordersten Bereich der Nase vorhandenen tuberkulösen und lupösen Prozesse der Schleimhaut und der tieferen Partien, welche teilweise zum Verlegtsein der vorderen Nasenöffnung, teilweise zu ekzemähnlichen Erkrankungen des Introitus narium führen, bedürfen rechtzeitiger Diagnose, da bei diesen entsprechende chirurgische Maßnahmen kombiniert mit radikaler Lichttherapie (Finsenbestrahlung) den Prozeß zu kupieren vermögen. Es ist mir wiederholt aufgefallen, daß manche Kranke, besonders solche vom Lande, tiefgreifendste, zu einer Perforation des harten Gaumens und der Nasenscheidewand führende Affektionen aufwiesen, ohne daß sie zur richtigen Zeit irgendetwas dagegen unternommen hätten. Zumeist bekommt man von solchen Leuten die Mitteilung, daß ihre Nase bereits seit langer Zeit verstopft war, daß sie keinerlei sonstige schwere Erscheinungen wahrgenommen hätten und daß sie sich an ihre Mundatmung im Laufe der Monate schon so weit gewöhnt hätten, daß sie erst durch die zwischen Nase und Mund zustande gekommene Kommunikation auf ihr Leiden besonders aufmerksam wurden.

Wie in diesen Fällen das „principiis obsta“ von besonderer Bedeutung ist, so ist auch bei den nachfolgenden Erkrankungen die frühzeitige Erkennung der Krankheit von außerordentlicher Wichtigkeit; das ist bei den verschiedenen malignen Tumoren der Nase.

Die Symptomatologie der Nasenkarzinome und Nasensarkome weist so große Verschiedenheiten auf, daß die richtige Erkennung einer beginnenden Tumorbildung in manchen Fällen nicht leicht erscheint. Ein im Bereiche des Siebbeins zur Entwicklung kommender Tumor wird zum Beispiel auf die Schleimhaut der lateralen Nasenwand und die der mittleren Nasenmuschel stark drükken, zur Zirkulationsstörung daselbst Veranlassung geben und eine polypoide Schleimhautdegeneration an diesen Stellen provozieren. Der weniger geübte und erfahrene Untersucher wird in einem solchen Falle nur die Schleimhautpolypenbildung wahrnehmen und bei noch vorhandener Eiterung in diesem Gebiete auf Empyem des Siebbeines und polypöse Schleimhautdegeneration diagnostizieren. Der erfahrene Rhinologe wird auf Grund der starken Blutung bei der Abtragung dieser polypösen Schleimhautpartien oder auf Grund des Durchschnittes der zutage geförderten Schwellungen den Verdacht auf malignen Tumor aussprechen und diesen durch die histologische Untersuchung bestätigt finden. Ebenso sind zur Genüge Fälle bekannt, welche lange Zeit wegen Eiterung der Kieferhöhle in Behandlung gestanden sind, bei denen sich erst im Laufe der Zeit die Diagnose auf Karzinom der Kieferhöhlenschleimhaut stellen ließ. In solchen Fällen sind es manchmal besondere Umstände, welche zur richtigen Diagnose hinleiten, wie z. B. starke Blutung bei der Punktion oder bei Ausspülung der Kieferhöhle vom natürlichen Ostium aus, ferner die besondere Leichtigkeit, mit welcher die Punktionsnadel den Knochen durchdringt, welches Moment auf ein Befallensein des Knochens (karzinomatöses Durchwachsen?) oder auf einen osteomyelitischen Prozeß im Gebiete des Prozessus maxillaris hinweist. Von besonderer Wichtigkeit sind die nicht selten zu beobachtenden Spontanblutungen der Nase, ohne daß die spezifischen Stellen bei gewöhnlicher Epistaxis, wie der Locus Kieselbach im vordersten Anteil der Nasenscheidewand irgendwelche Veränderungen aufwiesen. Auch die bei Sondenberührung der polypösen Massen auftretenden starken Blutungen sind für die richtige Beurteilung der Erkrankung von ausschlaggebender Bedeutung. So haben Harmer und Glas in ihrer klinisch-histologischen Studie über „Die malignen Tumoren der inneren Nase“ auf die Wichtigkeit baldigster Probeexzision hingewiesen, so kann eine karzinomatös infiltrierte Muschel das typische Bild einer gutartig hypertrophischen Muschel geben, zirkumskripte Hypertrophien können karzinomatöse Entartung zeigen und granuläre oder polypöse Massen der oberen Etagen Sarkome des Siebbeines darstellen. In solchen Fällen hat das Mikroskop zu entscheiden, wobei noch immer zu bemerken ist, daß manchmal auch das Mikroskop die sichere Diagnose nicht auf die erste Untersuchung hin zu stellen vermag, sondern erst wiederholte Untersuchungen die genaue Diagnose ermöglichen. Aufrecht bleibt trotzdem die Forderung nach möglichst baldiger mikroskopischer Diagnose exstirpierter Granulations- oder Polypenbildung, da es Fälle zur Genüge gibt, bei welchen die frühzeitige Erkennung des malignen Tumors baldigste Maßnahmen und Radiumbehandlung ermöglicht und unter Umständen zur endgültigen Heilung führt.

Wenn wir noch auf das Rhinosklerom zu sprechen kommen, so handelt es sich hier ebenfalls um eine stockschnupfen-

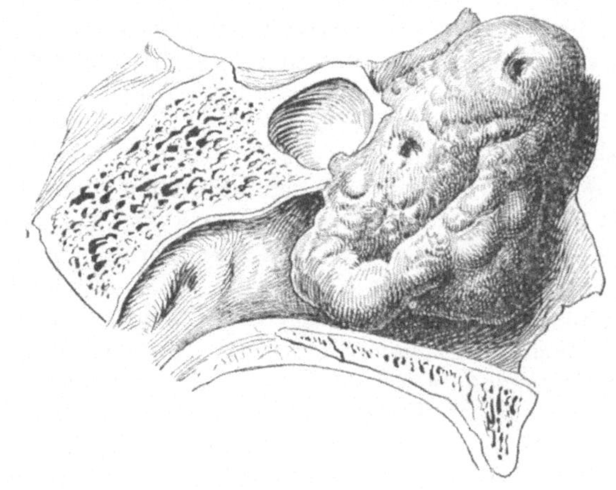

Abbildung 8.
Carcinom der linken Nase, das ganze Cavum ausfüllend.

ähnliche Erkrankung, welche durch spezifische Infiltrate des Nasenbodens, des Septums, der seitlichen Nasenwand und durch Granulationsbildung im choanalen Bereiche zustande kommt. Außer der im Laufe der Erkrankung sich bildenden Verengerung der Choane, die postrhinoskopisch diagnostiziert werden kann, und der Narbenretraktion der Uvula, sowie den mitunter unter den Stimmbändern zu findenden symmetrischen subglottischen Schwellungen wird die Anamnese (Heimatgegend des Patienten, beispielsweise Polen, Balkan u. a.), sowie das zumeist histologisch typische Bild mit der hyalinen Degeneration der Zellen, den Mikuliczschen Zellen und der eventuelle Bakteriennachweis die

Wahrscheinlichkeitsdiagnose der rhinoskleromatösen Erkrankung erhärten.

Aus dieser Darstellung ist ersichtlich, daß eine ganze Reihe verschiedenster Affektionen ähnliche Symptome hervorzurufen imstande ist, welche in ihrer Gesamtheit von dem Laien in das Kapitel des Stockschnupfens Einreihung finden. Ebenso haben diese Ausführungen zur Genüge erwiesen, daß eine baldigste genaue rhinologische Untersuchung notwendig erscheint, um in gewissen Fällen die Symptome durch einen kleinen Eingriff zu beseitigen oder bei schwereren Fällen durch Wahl des richtigen Zeitpunktes die entsprechende Therapie einzuleiten und die notwendigen kausalen Maßnahmen zu treffen.

Sachverzeichnis

(C siehe auch K und Z)

Bücher der Ärztlichen Praxis

Band 1: **Die Anfangsstadien der wichtigsten Geisteskrankheiten.** Von Prof. Dr. **A. Pilcz.** Mit 3 Abb. 62 S. RM 1,70

Band 2: **Der Schlaf, seine Störungen und deren Behandlung.** Von Prof. Dr. **O. Marburg.** Mit 3 Abb. 52 S. RM 1,50

Band 3: **Die akute Mittelohrentzündung.** Von Prof. Dr. **O. Mayer.** Mit 3 Abb. 52 S. RM 1,50

Band 4: **Diphtherie und Anginen.** Von Prof. Dr. **K. Leiner** und Dr. **F. Basch.** Mit 1 Abb. 84 S. RM 2,50

Band 5: **Krämpfe im Kindesalter.** Von Prof. Dr. **J. Zappert.** 54 S. RM 1,60

Band 6: **Glykosurien, renaler Diabetes und Diabetes mellitus.** Von Priv.-Doz. Dr. **H. Elias.** Mit 6 Abb. u. 1 Taf. 94 S. RM 2,60

Band 7: **Die Behandlung der Verrenkungen.** Von Prof. Dr. **C. Ewald.** Mit 16 Abb. 44 S. RM 1,50

Band 8: **Die Behandlung der Knochenbrüche mit einfachen Mitteln.** Von Prof. Dr. **C. Ewald.** Mit 38 Abb. 102 S. RM 2,80

Band 9: **Gelbsucht.** Von Priv.-Doz. Dr. **A. Luger.** 99 S. RM 2,60

Band 10: **Störungen in der Frequenz und Rhythmik des Pulses.** Von Prof. Dr. **E. Maliwa.** Mit 4 Abb. 82 S. RM 2,60

Band 11: **Die Menstruation und ihre Störungen.** Von Prof. Dr. **J. Novak.** Mit 6 Abb. 98 S. RM 3,—

Band 12: **Darmkrankheiten.** Von Priv.-Doz. Dr. **W. Zweig.** 162 S. RM 4,60

Band 13: **Säuglingsernährung.** Von Prof. Dr. **A. Reuss.** Mit 8 Abb. 104 S. RM 3,—

Band 14: **Komatöse Zustände.** Von Priv.-Doz. Dr. **V. Kollert.** 51 S. RM 1,60

Band 15: **Diathermie, Heißluft und künstliche Höhensonne.** Von Priv.-Doz. Dr. **P. Liebesny.** Mit 30 Abb. 80 S. RM 2,80

Band 16: **Einführung in die Orthopädie für den praktischen Arzt.** Von Priv.-Doz. Dr. **G. Engelmann.** Mit 44 Abb. 94 S. RM 3,40

Band 17: **Sprach- und Stimmstörungen (Stammeln, Stottern usw.).** Von Prof. Dr. **E. Fröschels.** Mit 16 Abb. 71 S. RM 2,40

Band 18: **Hausapotheke und Rezeptur.** Von Prof. Dr. **L. Kofler** und Priv.-Doz. Dr. **A. Mayerhofer.** Mit 33 Abb. 192 S. RM 6,60

Band 19: **Die Nierenerkrankungen.** Von Priv.-Doz. Dr. **Hermann Kahler.** Mit 2 Abb. 104 S. RM 3,20

Band 20: **Magenkrankheiten.** Von Prof. Dr. **H. Schur.** Mit 8 Abb. 223 S. RM 6,60

Band 21: **Kosmetische Winke.** Von Prof. Dr. **O. Kren.** Mit 14 Abb. 141 S. RM 4,80

Band 22: **Allgemeine Therapie der Hautkrankheiten.** Von Privatdozent Dr. **A. Perutz.** 131 S. RM 4,50

Band 23: **Lungen- und Rippenfellentzündung.** Von Prof. Dr. **K. Reitter.** Mit 4 Abb. 47 S. RM 2,—

Band 24: **Krampfadern.** Von Priv.-Doz. Dr. **L. Moszkowicz.** Mit 6 Abb. 34 S. RM 2,—